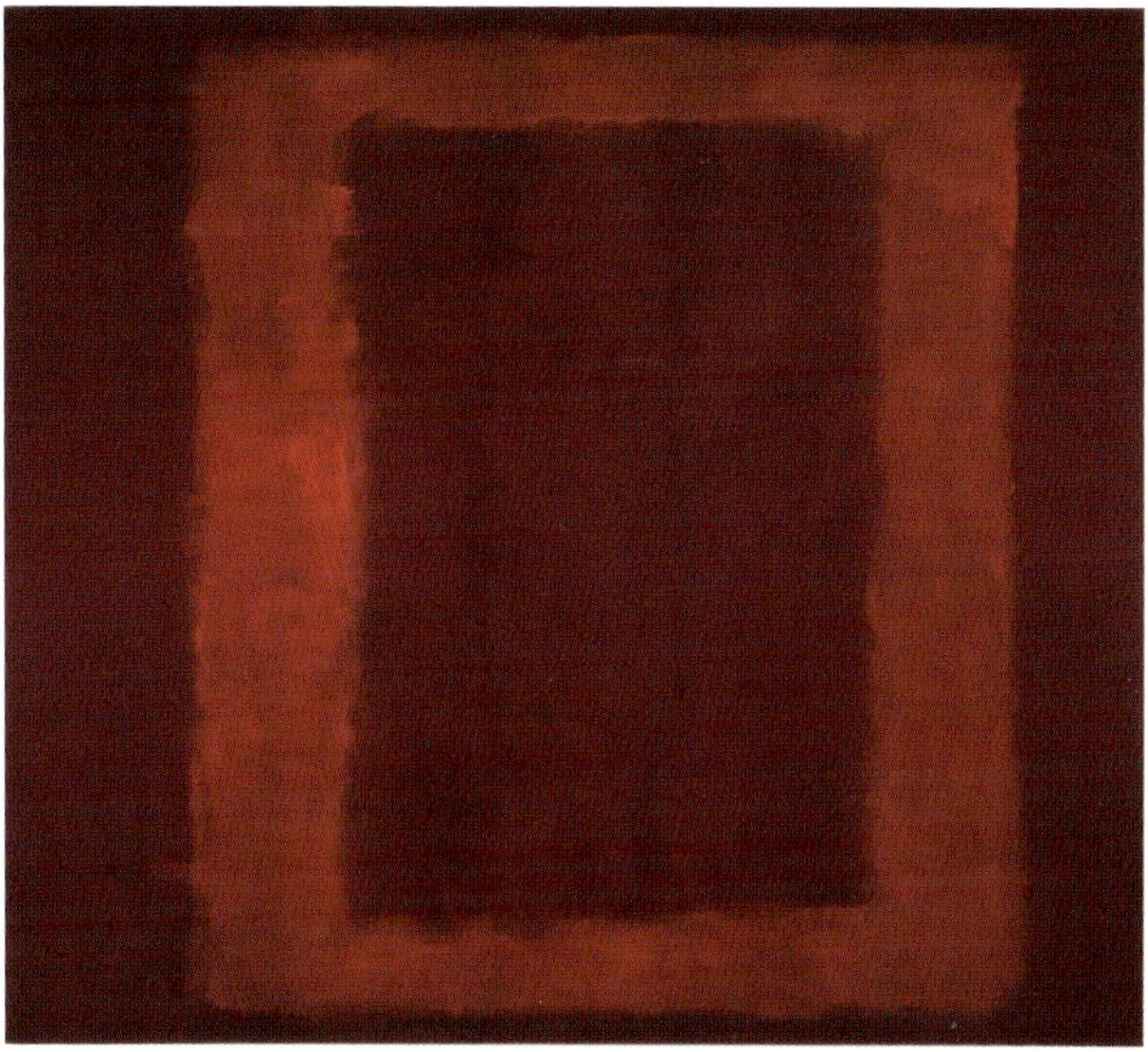

①マーク・ロスコ『「壁画 No. 1」のためのスケッチ』
（1958年、DIC川村記念美術館）

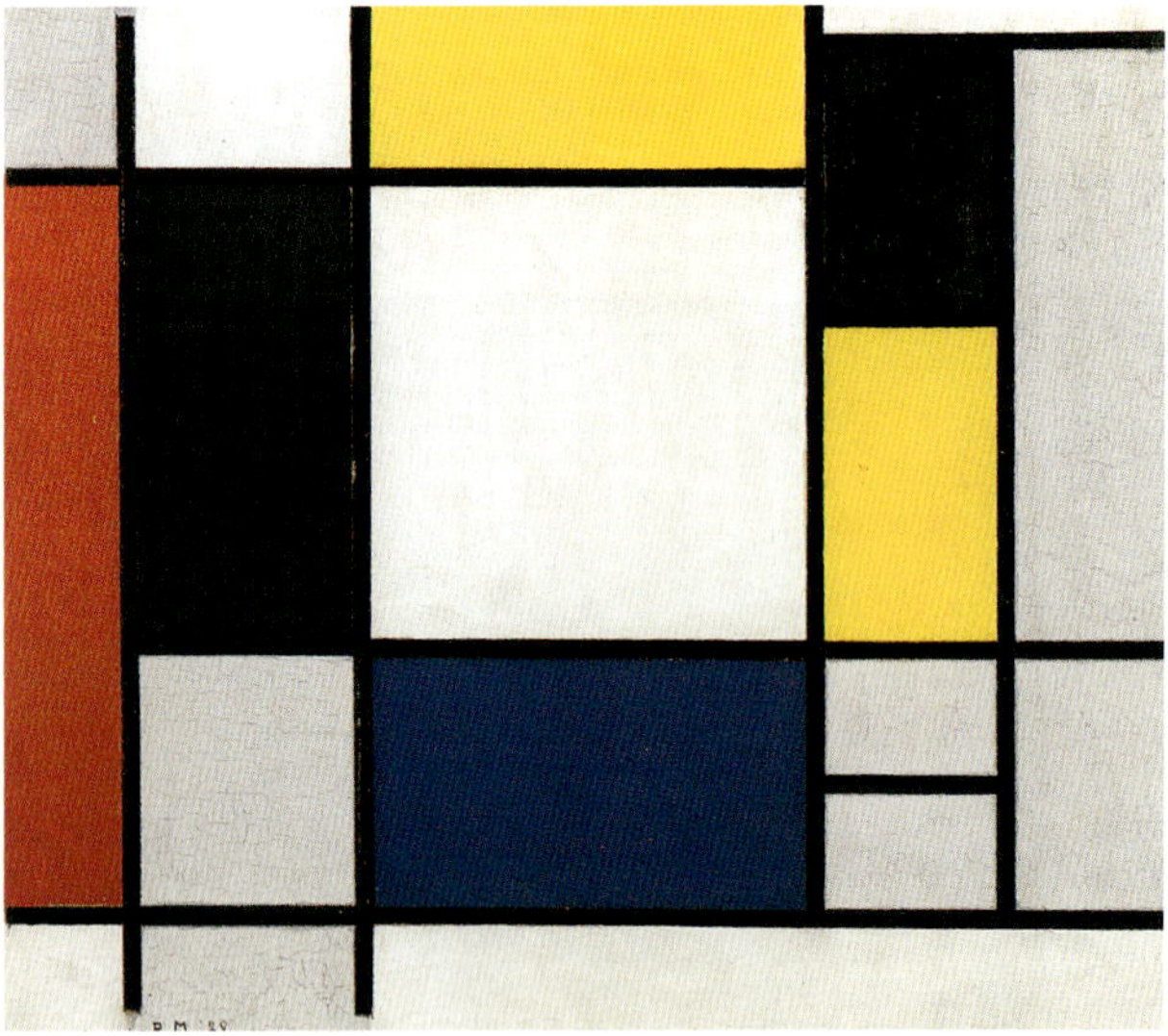

②ピエト・モンドリアン『赤、黒、青、黄色、灰色のコンポジション』
(1920年、アムステルダム市立美術館)

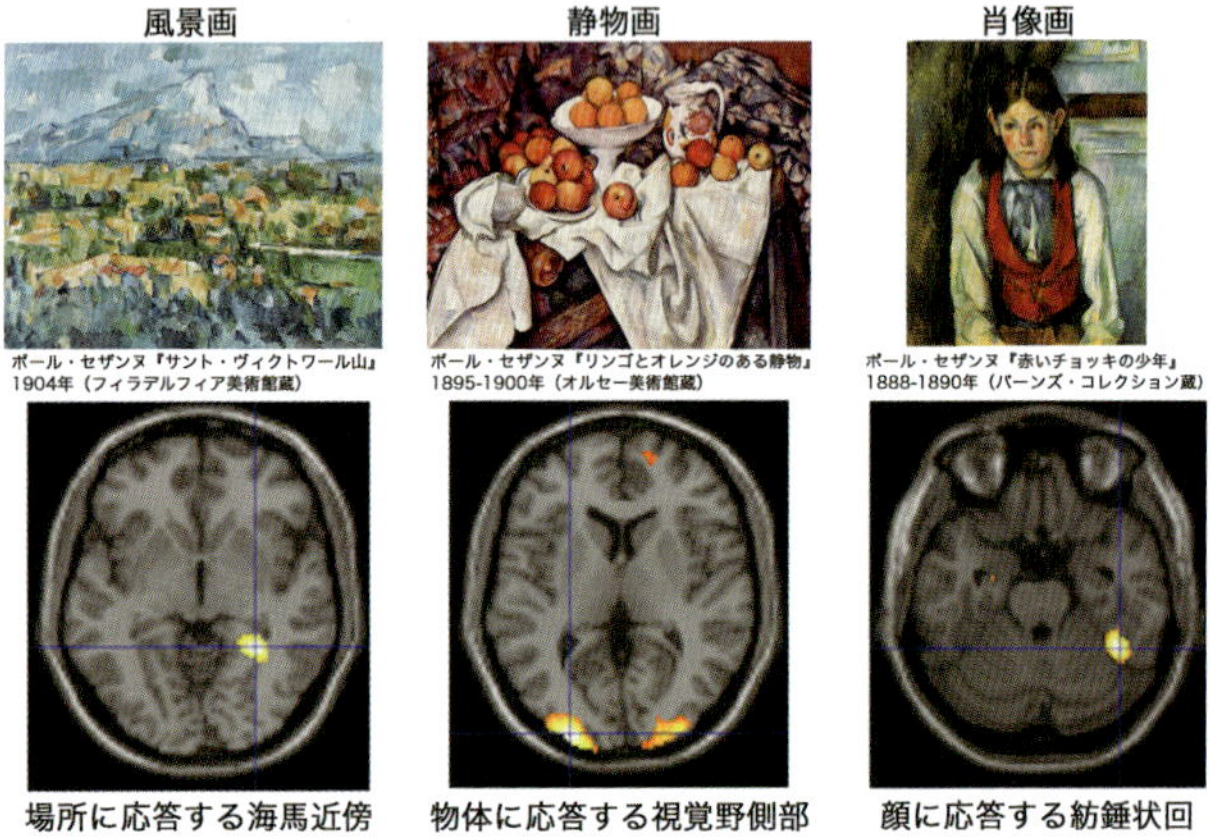

③絵画カテゴリーとその脳活動

ちくま新書

脳は美をどう感じるか

——アートの脳科学

川畑秀明
Kawabata Hideaki

981

脳は美をどう感じるか――アートの脳科学【目次】

はじめに　007

第一章　アートの脳科学とは何か　011

ロスコ・ルームにて／存在が埋め尽くされてしまう現象／絵画が導く先／芸術家は何を伝えようとするのか／美術作品に向けられるまなざし／まなざしが絵の見方を変える／人は絵の何を見るのか／絵画のジャンルの細分化と脳の働き／美学の課題と美をめぐる言葉の整理／美をめぐる言葉／美学の課題から神経美学の課題へ／哲学としての美学から実験美学へ／キネティックアートの脳科学／神経美学のマニフェスト

第二章　脳の中に美を探して　055

不況知らずな日本の美術展／経済的対象としての美術／オークションに懸ける脳／欲しが

る脳／依存する脳／好みのものを選択する脳／好みはどのように形成されるか／好みは選択で誘導される／美術作品への好みの個人差／画家の名前を意外と知らない大学生／観念的なゴッホ、経験的なセザンヌ／美の個別性と共通性／脳は美をいかに感じるか／美に対する脳科学の挑戦／脳の中での美的反応は男女で異なる／欲望と美の連続性／美と身体反応／人はなぜ美術を求めるのか

第三章　アートの進化をたどる　101

進化の問題としてのアート／ニワシドリの庭園／ハトの鑑識眼／子どもの絵の上手い下手を見分けるハト／画廊のなかのブンチョウ／絵を描く大型類人猿／道具を使うということ／ヒト以前の創造的産物――左右対称に造形された石器／最古の抽象アート？／貝殻で作られた最古のアクセサリー／洞窟壁画を描いた人々／利用か投影か――イメージの順序／動物たちの表現／アートへの進化の道すじ／アートを生み出す創造性の遺伝子はあるのか

第四章　創造性の源泉――脳の発達と病　141
きっかけは自閉症に／サヴァン症候群の描画の達人／デッサンの魔術師――自閉症のナディア／パノラマ画を描くサヴァン――スティーブン・ウィルトシャー／アート・サヴァンが特別な理由／脳の障害や疾患はアートの何を教えてくれるか／脳障害によって変化する表現、変化しない表現／突然の脳損傷や病がアーティストへと変える／脳の変化がアートの見方を変える／心の病とアートの表現／アートの内と外／アウトサイダー・アートが発見された時代／アウトサイダー・アートの背景に脳はあるか／創造性の源泉から見えてくるアートの姿
第五章　アートに習熟する脳　179
アートの適齢期／練習で脳は変化する／レジャー活動でも脳は変わる／練習で形成されていく脳と身体／プロの見方、素人の見方／好みを歪める先入観／プロは全体的な見方をする／創造性と脳のラテラリティ／身体と技術の習得／言葉にすることの弊害／型と守・

破・離／ピエト・モンドリアンの表現の変遷

第六章　アートの法則と美の行方　211

アートとピークシフト仮説／セクシーな女性が好まれる理由／対称性、構図と顔の魅力／モンドリアンの直線と色／ポロックのドリップペインティングとフラクタル／中庸の重要性／黄金比と脳／竜安寺の庭／規則性と脳の働き／想像をかき立てる曖昧さの表現／モダンアートが生まれた理由／知覚とは外界の思考であり、知識獲得である／モネの連作と時間の表象／セザンヌと視点の表象／モネとセザンヌの共通点／絵画表現と問題解決／印象の構造／現代アートの行方、美の行方

おわりに　257

主要参考文献　270

はじめに

　美とは何か、アートとは何か、これまで歴史に名を残してきた芸術家がなぜ偉大なのか、創造力の源泉はどこにあるのか――美やアートをめぐる問題は挙げればきりがない。

　本書では、美とアートをめぐる問題について脳科学をとおして読み解きたいと考えている。脳の働きや仕組みを理解したところで、アートの価値や手法にまつわる秘密に迫ることができるのか、とはなはだ疑問に感じる人も多いことだろう。アートの歴史を解読したり、美の真実に迫ろうとしたりする学問は、哲学や美学などとても古くからあるのに、歴史の浅い脳科学にアートや美の何がわかるのか、それがわかったところで眉唾に過ぎないと感じるかもしれない。

　実際、脳科学の歴史は浅いが、具体的な実験的研究による知見の蓄積は急速で目覚ましいものがある。そして、アートや美の背景にある心の働きについて、ある程度、しかも断片的にではあるものの、これまでの研究のなかから解き明かすことはできると私は考えている。たとえば、芸術家の意図や手法がどのように脳の働きや仕組みを反映しているのか、美を感じているときに脳がどのように働いているのか、アートは何のために生まれたのか――これらのアートに関わるさまざまな問題について、脳から見直す準備はできている。

優れた芸術家は作品を通して、鑑賞者に時代を超えて何らかのメッセージを、そして彼らの自身の心（脳）の中にある美を伝えようとしてきた。あたかも、最先端の技術で解き明かされつつある脳の仕組みや働きを、何十年、何百年も前に生きた彼らが知っていたかのように。その直感は優れた芸術家ほど確かで見事だ。

本書は、芸術史家のごとく過去の芸術作品の解説や歴史的位置づけを記すものではなく、哲学者のごとく美や芸術の何たるかに思弁をめぐらすものでもない。本書のねらいは、あくまでも、アートの魅力を改めて感じてもらうのと同時に、脳科学に面白さを感じてもらうことだ。

本書は六つの章で構成されている。第一章は、脳を通してどのようにアートを読み解くことができるか、その基本的な背景や問題点について述べる。特に、脳の働きというのはどのような特徴があるのか、鑑賞者がアート作品をどのように見るのかと関連づけて考えていく。第二章は、美を脳がどのように感じているのか、そして脳にとって美とは何かを問題にしている。美はアートにおける究極の問題だ。人が美しいと感じる対象はさまざまだが、美しいと感じているときの心や脳の働きには共通性があるはずだ。またこの章では、人はなぜアートを所有の対象とするのか、価値や欲求と美とのかかわりについても考えてみたい。第三章では、アートや美を社会文化的なものではなく、生物学的な所産として、進化の謎としてとらえてみる。なぜ、人はアートを表現するようになり、美を感じるようになったのだろうか。それらの問題を中心に考えてみたい。第四章では、芸術家の創造性の源泉を脳の働きに求めてみる。芸術家とそうでない人は、脳や心理的プロセスにどのような違いがあるのだろうか。発達障害や脳の機能障害、精神障害が創造性にどのように影響するのかについて述べる。第五章では、どのようにアートが習得されるのか、脳の学習の仕組みを中心に見ていこう。アートのプロと素人では何が違うのかについても述べていく。最後に第六章では、アートの表現の法則が、作品の成り立ちの背後にある視覚や脳の仕組みや働きをどう反映しているのかについて述べていくとともに、そこから見えてくるアートの行方についても見通してみたい。

美術史家のエルンスト・ゴンブリッチは、「これこそが美術だというものが存在するわけではない。作る人たちが存在するだけだ」と述べた。作る人は、彼らのイメージや考えを、手足を動かして作品にしている。その司令塔が、彼らの脳であることに疑問を挟む余地はない。作品には、作り手である人間の心や脳の働きが映し出されている。また、美術評論家で戦後の論客であった青山二郎は、「優れた画家が、美を描いた事はない。優れた詩人が、美を歌つたことはない。それは描くものではなく、歌ひ得るものでもない。美とは、それを観た者の発見である。創作である」と述べるが、美は見いだすものであり、美とは心や脳の状態であることを示す言葉でもある。

人はなぜ、どのように美に魅せられるのか。この問題について脳科学は挑み始めたばかりだ。アートの脳科学はまだ確立しきれていないし、読者の皆さんには、私たちの日常に寄り添いうる科学の産声として本書を手にしてもらえたら、という気持ちでいる。

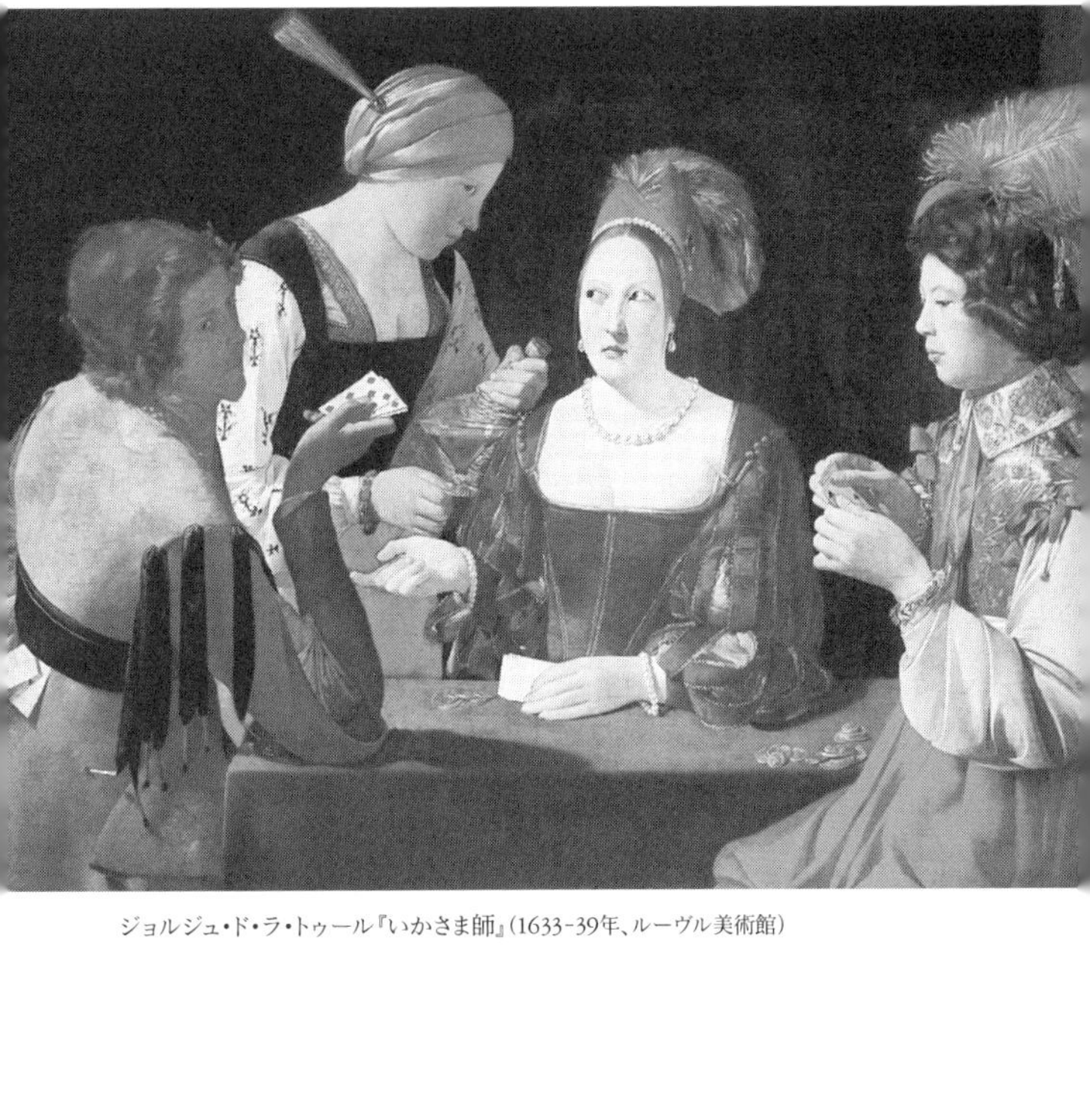

ジョルジュ・ド・ラ・トゥール『いかさま師』(1633-39年、ルーヴル美術館)

第一章

アートの脳科学とは何か

†ロスコ・ルームにて

かつてロンドン大学に留学していた頃、テート・モダンという現代美術館に足繁く通った。テムズ川のほとりにあり、川を挟んだ向かい側には金融街やセント・ポール大聖堂などがそびえ立つ。テムズ川南側は、かつて工場や倉庫が立ち並んでいた地区であり、その美術館も発電所だった建物を改築したものだ。倉庫街はここ十数年で現代的なガラスとコンクリートでできた建物の街に変わりつつある。

大英博物館やナショナル・ギャラリーと同じく、テート・モダンも常設展は入場無料だ。寄付をお願いする大きな貯金箱が入口に備え付けられているが、チップ程度でピカソやマティス、モンドリアン、ダリ、デュシャンなどによる有名作品が見放題だ。有名作品がそろっているなかでも、私がいちばん好きなのは「ロスコ・ルーム」とよばれる部屋だ。

第二次世界大戦後のアメリカで、抽象表現主義の代表的な画家であるマーク・ロスコ（一九〇三―七〇）は、一様に塗られた背景の上に、ぼんやりとした輪郭線のない四角形を描いた抽象画で有名だ。一九四〇年代末頃から描き始められた彼の絵は、二五〇センチ四方くらいある大きいものだ。キャンバス全体にえんじ色や茶色などの一様の色をぬり、その上に背景よりも暗い色で（時には明るい色で）ぼんやりとした長方形が描かれることもあれば、口の字状の形を描くこともあった（カラー口絵①）。

ロスコ・ルームには、彼以外の絵は掛けられていない。「自分の作品を一つだけでもいいから、壁には他の画家の絵をかけないで欲しい」、というのはロスコ自身の希望による。その部屋にあるロスコの作品群はシーグラム壁画とよばれ、もともとはニューヨークのシーグラムビルの中に入居するフォーシーズンズレストランの壁面を飾るために一九五八年に制作を依頼されたものだった。

ロスコは精力的にこの作品群の制作に取り組んだにもかかわらず、前払いされた金を返却して、作品を手放すことをしなかった。シーグラム壁画の依頼を受け、さらに断った理由についてロスコ自身ははっきりとは述べていない。その謎を明かすことは本書の範疇にはないが、彼の絵で埋め尽くされるはずだったレストランのダイニングルームの、完成した空間が気に入らなかったことは明らかだ。

薄暗い室内で、大きなキャンバスに描かれた彼の絵をぼんやりと眺めると、絵の背景の色が中央にある四角形に浸食したり、逆に中央の色が絵全体に広がるように感じてしまう。キャンバス自体が統一された暗い色にぬり潰されているように見えたかと思うと、ふと、また絵の全体像が現れる。その繰り返しだ。そこに見られる不思議な体験がゆえにその部屋から離れられなくなる。

時折、時間が止まり、絵に自分が吸い込まれていくような、あるいは絵に包まれて埋没していくような、宗教的な体験にも似た感覚をいだく。この体験は自分だけのものだろうかと思って、ロスコの絵を実際に見たことのある人に聞いてみたり、インターネットで調べてみたことがあるが、どうやらこの体験は自分だけのものではないらしい。

髙村薫の小説『太陽を曳く馬』の登場人物であり、不可解な殺人を犯す画家は、自分のアパートの部屋の壁を赤一色に塗る。その部屋の様子は以下のように述べられている。

……マーク・ロスコの、これも壁のやうな色だけの作品に圍《かこ》まれたさうです。そのとき、今度は輝度の低い昏い色が底無しの穴になつて四方に廣がり、眞空の宇宙に浮いてゐるやうな感覺に襲はれるや否や、無數の音がそれこそ星降るやうに全天に鳴り響くのが聞こえたのだとか。壓倒的な色がいつたいどのやうにして彼の聽覺野まで刺激するに至つたのかは不明ですが、ともあれ彼にとつて實に全體的な美の經驗になつたやうではあります。(上巻・二三九頁)

私は星降るような聴感覚に襲われることはないにしても、視覚的体験としてはほぼ同じことが生じる。ある感覚刺激に対して別の異なる感覚が同時に引き起こされる現象は「共感覚」という。音を聞いて色彩を感じたり、あるいは色彩によって音が聞こえるような感覚が生じることだ。しかし、いくつもにわたる感覚が同時に引き起こされることは稀だ。

ロンドン大学に留学して、アートの脳科学を始めようとしていた私には、ロスコの絵の体験は大きなインパクトがあった。そして時間を見つけては、私はロスコ・ルームにいた。

†存在が埋め尽くされてしまう現象

ロスコの抽象画は「カラーフィールド・ペインティング」とよばれる。彼の絵は、中央に配置されたぼんやりとした面と色によって構成された大きな絵画だ。絵の中心の面を見ていると、周辺の色の情報まで正確にとらえることができない。私たちの視覚は、見つめている中心の辺りははっきりと見えるが、視野の周辺はぼけて見える。中心視は解像度が高く色の感度が良いのに対して、周辺視は解像度が低く明るさの感度が良い。これは網膜の中心窩という焦点のよく合う部分に、色によく反応する錐体細胞が密集し、網膜の周辺部分は明るさの感知が鋭い桿体細胞が広がっているためだ。明るい場所では錐体細胞が、暗い場所では桿体細胞がより働く。

ロスコの抽象画を見ていて思い出したのは、知覚心理学で知られている「トロクスラー効果」（図1）という現象だ。トロクスラー効果では、図形の中心の点をじっと見つめる

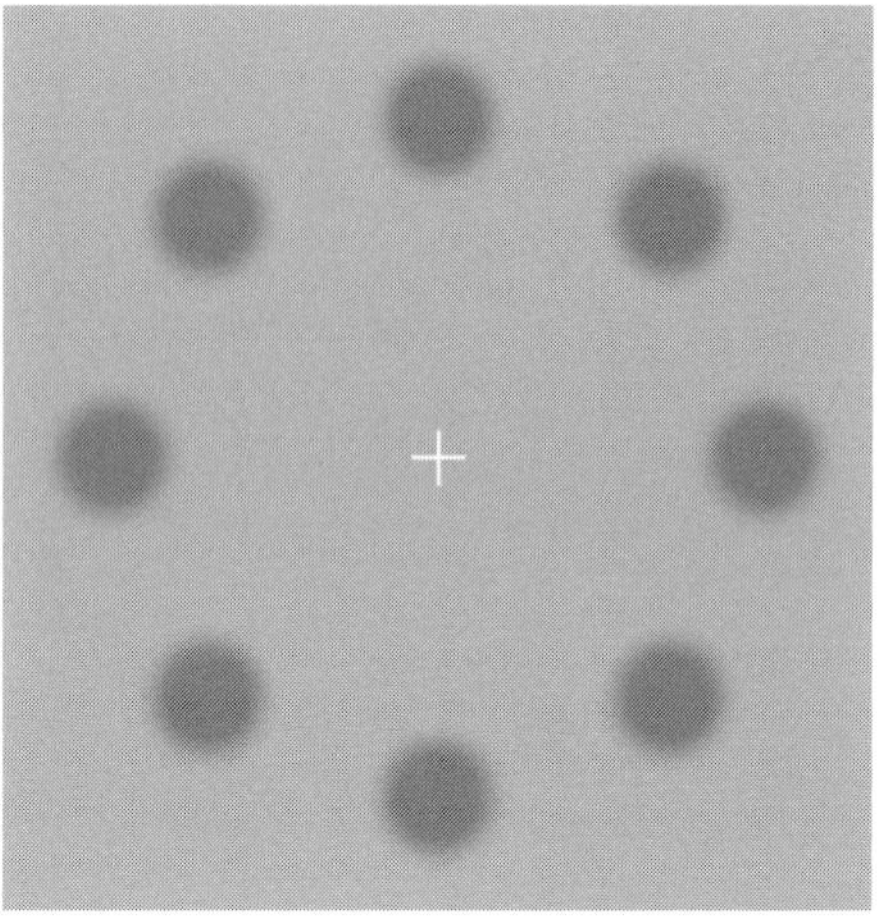

図1　トロクスラー効果

と、周辺にある図形や色がしだいに消失してしまう。消失するといっても一様に消え去るわけではない。図1でいうと、周辺の色の円盤のいくつかが消えて見えなくなるが、別の円盤は消えずに残って見える。すべての円盤が消えて見えなくなることもあるだろう。

図1の中央の点をじっと見つめようとしても、眼球の動きは止まっているわけではない。ブルブルとほんの小さな動きではあるが、目は常に動き続けている。これは固視微動という眼球運動で、眼は動きを止めてしまうと網膜に映像は映し出されていても見えなくなってしまう。眼を動かし続けることで、視野の情報を連続的に脳のニューロンへと伝え続けることができる。しかし、何か特定のものをじっと見つめようとすると、そのときの眼球運動が遅くなったり、減少したりする。脳に同じ映像が持続的に入ってくると、画面を構成している対象に応答するニュ

ーロン（神経細胞）の働きが低下するために見えなくなってしまうのだ。

一点をじっと見続けていると、視野の中心よりも周辺部の対象に応答しているニューロンの反応が先に低下する。すると、応答性が低下していない中心部の情報が、周辺の部分に浸食して広がっていき、見えていたはずのものが別の情報に侵されて置き換えられてしまうと考えられる。この時、背景の色の明るさと円盤の色の明るさが近いほど円盤は消えやすい。ロスコの抽象画のなかには、周辺部分と中心に漂うように描かれる面との明るさが大きく異なるものもある。そのようなものよりも、同系色で明るさの違いが少ないものの方が、周辺の色が消えてしまうような体験は強く生じるだろう。

†絵画が導く先

もちろん、ロスコがこのような知覚現象をあらかじめ知っていて、それを作品に応用したとは考えにくいが、彼の意図はまさにこの現象によって表されている。ロスコは「親密な状態を創りだしたいからこそ、私は大画面を描くのです。大きな画面は、すばやく、あなたをその中に連れ込むのです」と述べている。ロスコは作品を見ている人をどこに連れ込もうとするのか。ロスコが描き出すものは、彼にとっての人生の「安息」であるとも、あるいはその反対に「絶望」であるとも考えられている。

彼の大きな絵を見つめることで、自分と絵とが一体化し、安息にせよ絶望にせよ宗教的体験に近いものが得られるのではないだろうか。宗教的体験で得られるものとは、たとえば無我の境地であり、自我を消し去ることだろう。ロスコの絵は、トロクスラー効果のように、しばらく見つめていると前景の面の色や明るさが視野全体へと浸食してそこにある形を失わせてしまい、それと同時に画面が見る人を浸食して、見る人をも絵の一部に包み込んでしまうような効果があるのかもしれない。

確かに、ロスコは、絵画の与える印象の強さが、個々の作品とそれをとりまく空間の相互作用にかなりの程度まで左右されることに気づいていた。彼が求めたのは、すべてを包み込む環境であった。それは、大きな絵画は、いやおうなく鑑賞者の体験の内側に入り込むことができ、そのとき鑑賞者は絵画に視覚世界をコントロールされることを意味する。小さな絵画は鑑賞者の体験の外側に立つことになり、俯瞰的、客観的にならざるを得ないのだ。

「アフォーダンス」という言葉で知られる生態心理学者ギブソンは、「自己についての情報は環境についての情報と分かち難い」と述べる。人は環境を知覚することで、自分を知覚する。「絵画を見ること」と「鑑賞者が自分を見ること」の一体化について、ロスコは意図していたはずであり、それゆえ展示される空間までもが作品の一部でなければならないという思いがあったはずだ。だからこそ、ロスコは壁に自分の作品以外を置かないでほしいと願った。絵が飾られる空間だけでなく、見る人そのものも作品の一部なのだろう。そのようにして、絵を見る人を絵画の世界に引き入れようとしたわけだ。

しかし、絵が展示される空間が作品の一部であるのと同時に、絵が空間の一部であるということも確かだ。ロスコがシーグラム壁画を請け負ったとき、最初に頭に浮かんだのは、サン・マルコ修道院の食堂の壁面にあるフラ・アンジェリコ（一三九五頃―一四五五）の宗教画のように、レストランを自分の作品だけで取り巻くことだった。フラ・アンジェリコは、ルネサンス期の画家であり、同時に修道士であった。この時代の画家は必然的に宗教画家であり、彼は『受胎告知』（図2）や『最後の晩餐』、『聖母戴冠』などの作品で知られているが、まさに神に忠実に仕えた画家であった。中世の時代は、全てが宗教を中心に世界が回っていた時代であり、美術作品も宗教空

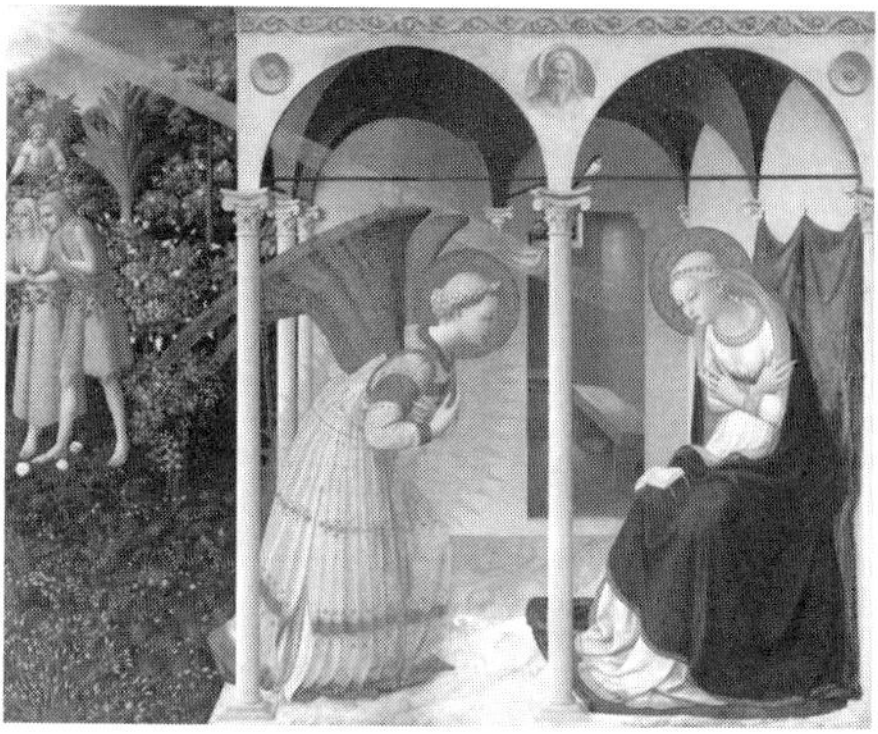

図2　フラ・アンジェリコ『受胎告知』（1430-32年、プラド美術館）

間の一部に過ぎなかった。

ロスコにしてみれば、作品がある空間もまた一つの表現様式であった。ロスコは以下のように述べる。「死に対する明瞭な関心がなければならない——命には限りがあると身近に感じること——悲観的美術、ロマンティックな美術などは死の意識をあつかっている」。彼には、現代美術においても、美術と宗教が不可分であるという意識があったのかもしれないし、また彼の作品を目の前にすると、ついそう感じてしまう自分に気づく。

ロスコの絵から得た宗教的ともいえる体験は、当時、二〇代後半だった私には強い衝撃だった。「あたたかい」「浮遊したような」「没入感のある」などと喩えられる体験は、作品について綺麗とか端整とかの印象を超え、直感的で情動的な強い体験こそが「美」の感覚なのではないかと自覚させた。いや、すでにどこかで似た体験をしたことがあったと思い返した。それは、京都・三十三間堂（蓮華王院本堂）の千体もの千手観音に圧倒された時に感じたものと似ていた。

†芸術家は何を伝えようとするのか

私の師の一人であり、視覚の神経生物学の権威とされるロンドン大学教授、セミール・ゼキは、世界的に美や芸術の脳科学を推進しようとしている研究者だ。彼は「優れた芸術家は優れた神経科学者でもある」と述べる。昔の芸術家であっても、現在明らかにされつつある最新の脳科学の知識を当時すでに知っていたかのように、脳の振る舞いを活かした表現をしているからだ。ゼキは、日本語訳もされた『脳は美をいかに感じるか――ピカソやモネが見た世界』のなかで「シェイクスピアもワーグナーも、（本人がそれを意識することなしに）人の心理構造に関わる根本的な何かを理解していたのであり、それが究極的には脳の神経科学的機構に依存していることは、その機構についての正確な知識の有無にかかわらず事実なのである」（傍点は訳本による）と述べる。そして、美術と脳の機能は同一のものであること、少なくとも美術の目的は脳の機能の延長にあること、そして、脳の働き、そのなかでも特に視覚脳の働きを知ることによって、生物学を基礎とする新しい美学・美術論のアウトラインを展開できることを主張する。

ロスコはみずからのノートのなかで、「美の知覚とは情動的な経験にほかならない」と述べ、「美の高揚感は、情動というシステムを通して私たちに伝えられる……（中略）……この高揚感は、普通、心情的、感覚的なものであるが、最高の状態の時には、知性をも巻き込む」とも述べた。すばらしい美術は、単に感じさせるだけでなく、意図せざるとも何らかの情動や知性を沸き立たせる脳の反応を呼び起こすものだ。

画家は人に自分の作品を見るように仕向ける努力をしてきた。豊かな色彩で知られる二

○世紀前半を代表するフランスの画家、アンリ・マティス（一八六九―一九五四）は、「見るということはそれ自体ですでに創造的な作業であり、努力を要するものである」と述べている。美術とは、描く人と見る人の努力によって成り立っている。画家が費やしてきた努力には、いかに脳に反応させるかということを含んでいた。画家は絵を通してみずからの思いや感性を表現しつつ、生物学的なヒトの脳の働きを、そして視覚の働きを示してきたわけだ。画家は自分の作品にさまざまな思いや考えを込めて表現しようとする。

しかし、それにも限界がある。なぜならば、美術作品が脳の機能の延長である限り、表現されるものは脳の機能に拘束されることになるからだ。絵画の場合、色や奥行きや動きや形などの表現でしかない。それでも私たちはそこに美しさを感じ、感動を隠し得ない。

脳の働きを通じて作品と鑑賞者とはつながっている。よく芸術家は、芸術とはコミュニケーションだという。画家は絵を通じて、音楽家は曲を通じて、見る人、聴く人に自分の思いや考えを伝えようとする。あとの解釈は、見る人、聴く人の脳に委ねられている。

だからこそ、画家は絵をどのように見せるかばかりでなく、人がどのように絵を見るのか、脳がどのように絵を認識するのかについても、直感的に理解していたと考えられる。

ロスコは、「人間の持つ美の感覚の基礎はその様々な欲求の充足にあるということであり、そうすると、その欲求の充足が完全であるかどうかは、人間が何を欲するかという点のみによって決まってくる」とも述べている。美の感覚と欲求とが生物学的に同じ基盤をもっているとは想像しがたいかもしれないが、後で述べるように、実は共通した脳神経活動の基盤がある。

ロスコは美と欲求との共通性についての仮説を持っていた。しかし、これらの言葉が彼のノートに書かれたのは一九五〇年頃だ。脳研究者よりも五〇年も前から同じことをすでに考え出し、ロスコは絵画作品のなかに示そうとしたのだ。私が本書で、画家自身の言葉を多く引用し、美術史の文脈を大切にしようとするのには理由がある。アートの脳科学は、作品を鑑賞したり生み出したりする脳の働きや仕組みを明らかにするだけでなく、美術家の作品や彼らの言葉を通して、脳の働きや仕組みについての理解を求めようとしているからだ。それと同時に、美術史をもとにして、作品がどのように描かれたのかを知り、美術家の言葉のなかから彼らの意図を推察することは、いまだ私たちが気づいていない脳の働きを知るチャンスなのかもしれない。

†美術作品に向けられるまなざし

美術作品を見て味わうためには、まず「見る」という行動が必要だ。先に挙げたマティスの言葉にあるように、見るとは努力を要する、それ自体が創造的な作業なのだ。ロスコの絵を見ているとき、私は絵の中心辺りをぼうっと眺める。それに対して、伊藤若冲の『群鶏図』（図3）を見たとき、多くの鶏に圧倒され、そこにいる鶏の数を数え、そしてあちこちに頭を向けながらも鶏が見ている私を睨みつけているような気配を感じながら、細密な筆使いに感心して細部へと目を動かす。どのような絵を見るのか、どのように絵を見

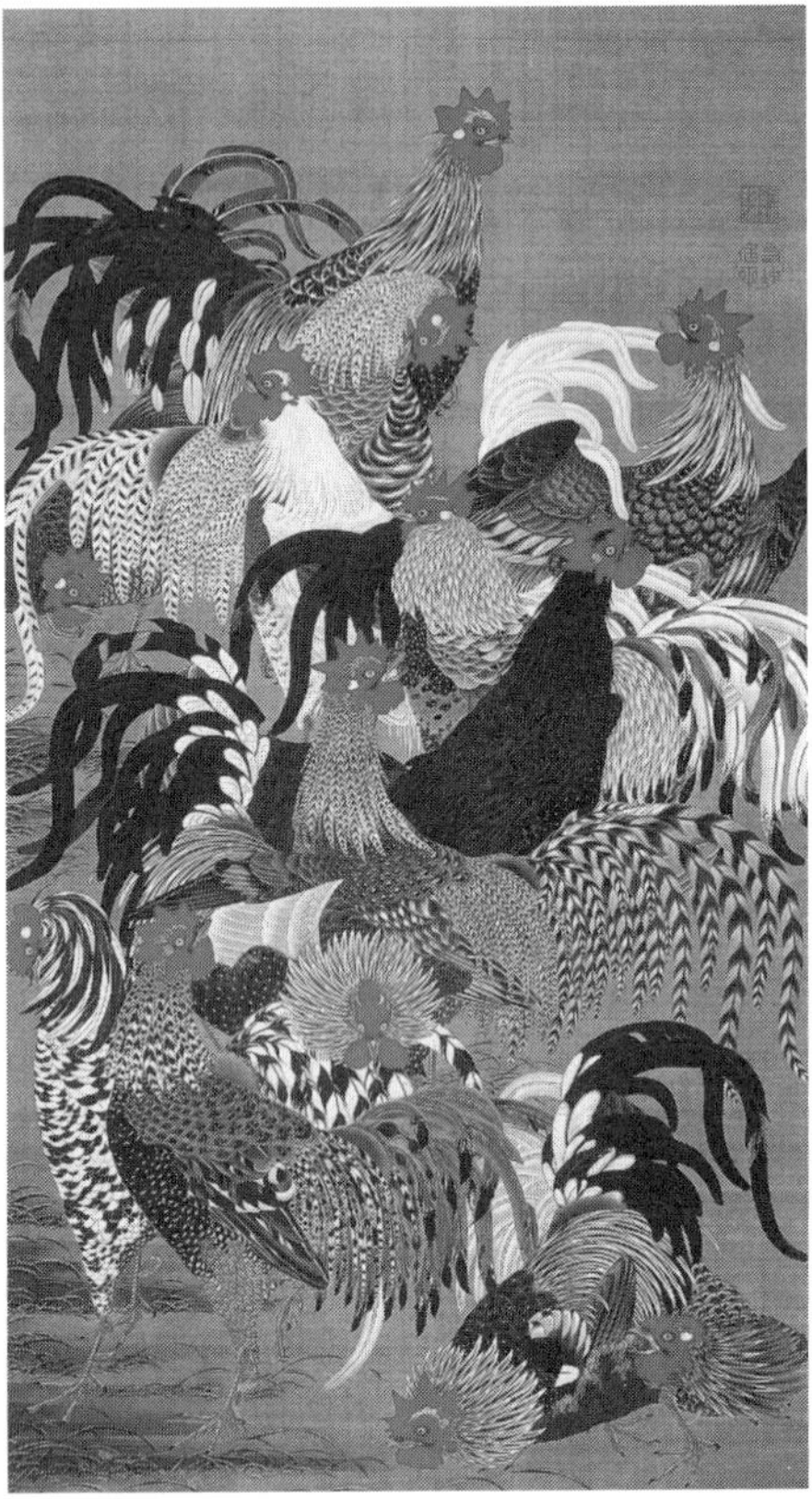
図3　伊藤若冲『群鶏図』（1761-65年、宮内庁三の丸尚蔵館）

るのかによって、見るという行動が異なる特徴を表すことは直感的に分かるだろう。しかし、意外にも、「どのように絵を見るか」という行動の特徴について、科学的に知られていることは少ない。美術館の展覧会で絵画を見るとしよう。壁に掛けられている絵は百点にもおよぶ。もちろん、順番に鑑賞していくわけだが、始めはじっくりと鑑賞できても、次第に飽きて（あるいは疲れて）くることも多いのではないだろうか。似通った絵画が続くと飽きるのも当然だろう。もちろん、展覧会の企画側も試行錯誤、飽きない工夫を盛り込んでいる。展覧会にストーリーをもたせることで鑑賞者に関心を向けさせようとする。人は複雑な刺激よりも単純な刺激の方が飽きやすい。単調にならないように、変化を持たせることが飽きさせないコツであり、展覧会では絵画の並べ方にも注意が必要だということだ。

絵を見る行動を表す一つの手がかりは、鑑賞者の視線が絵の中でどのように動くかを明らかにすることにある。ここで、イリヤ・レーピン（一八四四―一九三〇）の『予期せぬ帰宅』という作品を見てみよう（図4）。流刑囚であった主人公の突然の帰宅というドラマが主題であり、コートを着たまま部屋に入ってきた男性に皆が視線を向けている。手前の女性は予期せぬ息子の帰宅に驚いて椅子から立ち上がる瞬間であり、子どもたちはその男性が誰だか分からずにいぶかしげに眺めている。あたかも映画のワンシーンを切り取っ

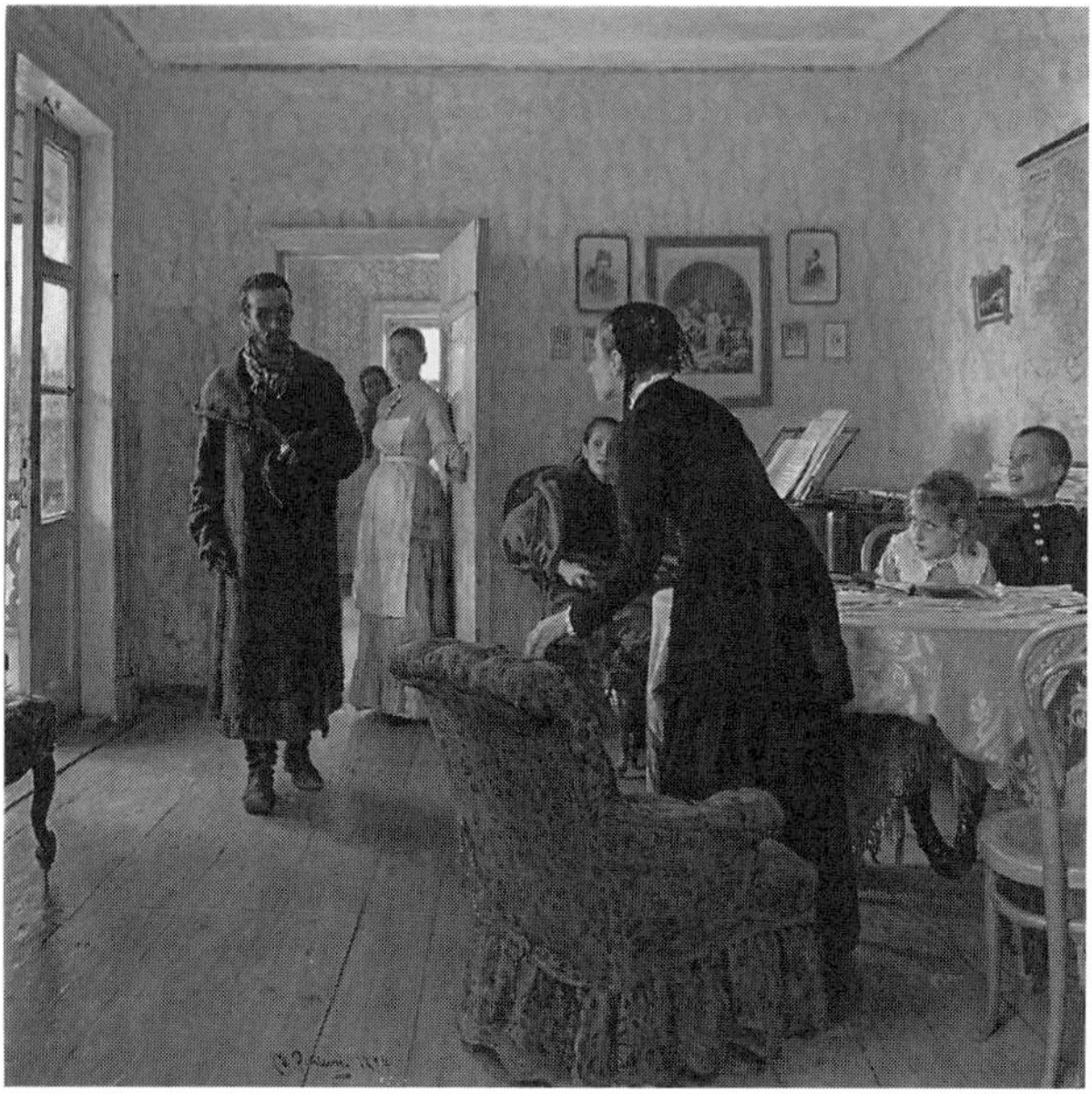
図4　イリヤ・レーピン『予期せぬ帰宅』(1884-88年、トレチャコフ美術館)

たような絵画であり、その具体的瞬間の心理描写は、見る人にその出来事の目撃者であるような錯覚を起こさせる。

この絵を私たちはどのように見るだろうか。まず、コートを着た男性と椅子から立ち上がる女性に目を向けるだろう。一九六〇年代半ばに、ヤルブスという心理学者は、この絵を観察している時の視線の動きを捉えようとした。自由に見るように指示されたとき、絵の観察者は、始めのころは描かれている人物、特にコートを着た男性と椅子から立ち上がる女性の二人の顔をよく眺め、何度もこれらの人物の顔へと視線を行ったり来たりさせる。その後、全体へと、椅子やテーブルや壁に掛かっている写真などへと視線を動かしていく。

しかし、私たちの視線の動きは、何を捉えようとするかで変わる。ヤルブスの実験結果では、たとえば、彼らの年齢や経済的状況を推定するとき、かれらの着ている服や人物や物の配置を覚えるとき、予期せぬ訪問者が来る前に他の人たちが何をしていたのか、訪問者がどれくらい家を離れていたのかなど、何を考えながら絵を見るかで、すべての視線のパタンは異なっていた。今から六〇年も前の、まだコンピュータ技術も十分でない時代のアナログな計測だったが、近年の研究者らによる結果でも、何を考えて絵を見るかで視線のパタンが異なることは確かに再現されている。実際、美術に関する専門的教育を受けた専門職（プロ）と、全くそのような教育を受けていない人（アマチュア）とに視線計測をしてみると、アマチュアは絵の細部を一つずつ確認する局所的な見方をするのに対して、プロは絵の細部に気を取られず全体的に広い範囲で視線を動かす見方をする（第五章を参照）。誰が見るかによっても、何を考えながら見るかによっても、視線のパタンは異なる。

†まなざしが絵の見方を変える

レーピンの絵では、人物の豊かな表情と身体の動きが具体的瞬間として切り取られている。それに対して、第一章扉の絵画では、トランプ遊びに興じている三人と給仕が描かれているが、流れる長い時間を一瞬の時間に閉じ込めているような作品だ。この絵画は、一七世紀前半の画家で、光と闇に深い宗教的な精神性を描いたことで有名な、ジョルジュ・ド・ラ・トゥール（一五九三―一六五二）の『いかさま師』である。いかさま師とは左側の男性で、背中のベルトに手を伸ばし手札をすり替えようとしている。中央の女性（高級娼婦とされる）は、左方向に視線を向けながら他のプレイヤーが札を切るのを待っているかのようだ。給仕は中央にいる女性にお酒をさし出そうとしている。いかさま師も給仕も視線は鑑賞者側に向けている。カモになるのは、右側の豪華な衣装を着た青年だ。彼は自分の手札に視線を落とし、これからどうしようかと考えている。この錯綜する視線が、この絵に緊張感やリアリティを与えている。

私たちは人の視線に敏感だ。視線はコミュニケーションのありようを示す。誰がどこに注意を向けているのか、視線の向く先に私たちは注意を向けようとする。生後まもない一歳くらいの赤ちゃんでも（五カ月くらいでもともいわれる）、他者が視線を向ける方向に、

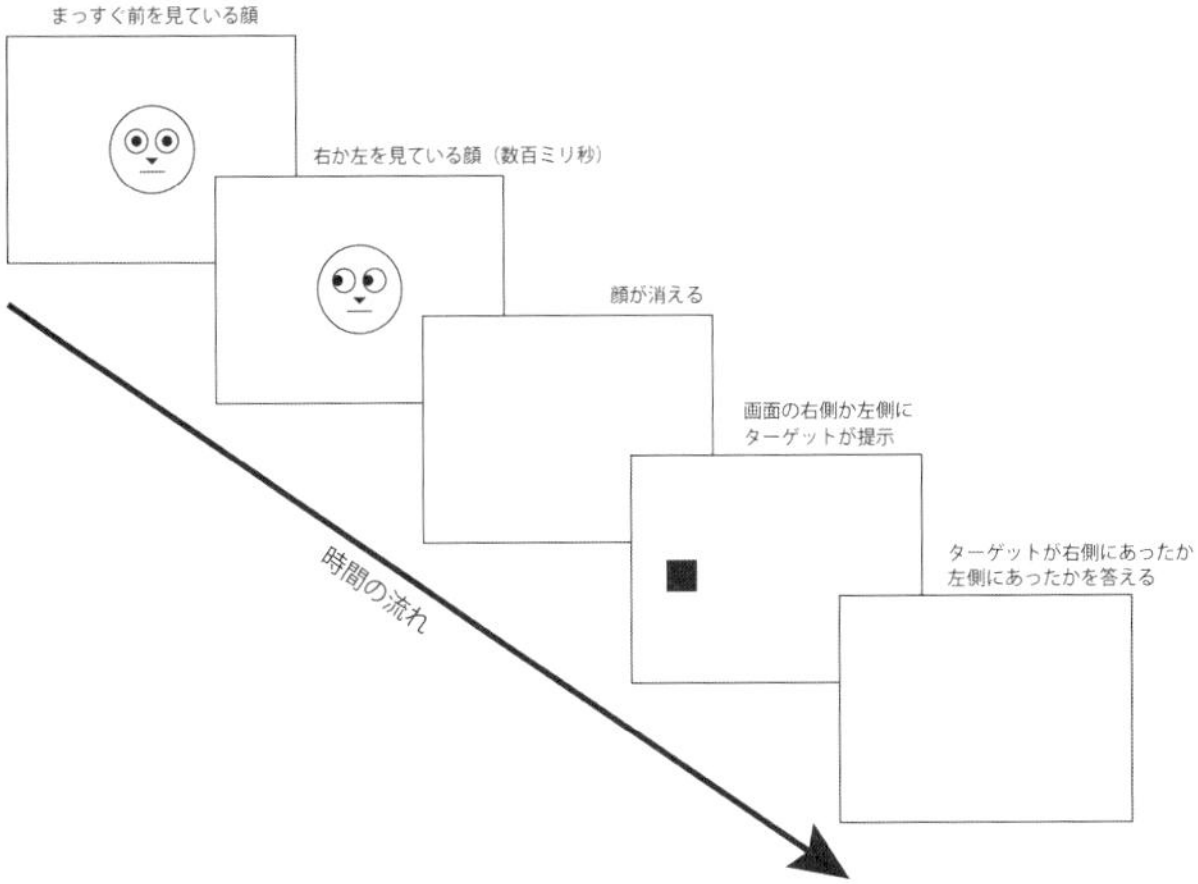

図5　視線実験図

視線（注意）を向ける。しかも、他者の視線によって引き起こされる注意の喚起は、意図せざるとも、自動的につい起きてしまうものだ。ラ・トゥールの絵でも、描かれている人物の視線方向に何があるのかを探してしまうだろう。

次のような心理学の実験がある。実験はコンピュータが一台あれば簡単に実験できるものだ。まず、モニタの中央に正面を見ている顔の画像があらわれる（図5）。次に、目が右を向いているか、左を向いている顔が現れる。次に、顔が消えて、画面の右か左に光点が提示される。あるいは黒目が正面を向いた顔が現れ続けてから、光点が提示されることもある。このとき、実験の観察者には、視線方向は気にせず、光点が画面の右側にあるか左側にあるかをすばやく答えてもらうという単純な課題をしてもらう。すると、気にしないでとは言われても、黒目が正面を向いた顔が現れた直後に提示される光点の位置判断の場合よりも、視線方向と光点の位置が一致している方がすばやい反応ができ、視線方向と光点の方向が一致していないと反応が遅れることが知られている。この視線による観察者の注意変化は、六〇分の一秒程度の無意識レベルで顔が非常に速く提示されても起きてしまう。

このように、他者のまなざしが見方を変えてしまうということがたびたびある。注意を引きつける方向を暗示するのは、視線だけでなく顔の向きでも、矢印や指さしのようなものでもよいが、視線顔はやはり特別だ。私たちがある対象に視線を向けるのは、それに関心や好意があるからであり、嫌なものからは目をそむけようとする。

ベイリスらが行った実験では、右か左かに視線を向けた顔画像が提示された後に、光点ではなく商品の写真を提示した。そのあと観察者には、その商品が自動車関係の用品か、キッチン用品かを判断してもらった。そのような実験試行を繰り返した後に、視線が向けられた場所にあった商品と、視線が向けられた場所と反対のところにあった商品とで、好まれ方がどのように違うのかを調べた。同じ手続きで、視線を向けた顔画像の代わりに、矢印記号を使った実験も行っている。そうすると、顔の画像で視線が向けられた場所にある商品は、視線と反対の位置にあった商品よりも、より好まれることが示されたのだ。それに対して、矢印を用いると好みの違いはあらわれなかった。確かに、矢印は方向を指示する際には注意を喚起するが、目による視線は注意を喚起するだけでなく、社会的な信号として視線の先にあるものの感じ方さえ変えてしまうのだ。

絵画に多くの人物を描く場合、このような方向の手がかりを巧みに利用して、描かれている人物どうしの関係やコミュニケーションの方向性を描いていくのだ。

†人は絵の何を見るのか

ラ・トゥールの『いかさま師』(第一章扉)に話を戻そう。長い時間を一瞬に濃縮させたかのような描写だけでなく、色や光の表現も見事だ。背景の右端の部分には柱らしき物があるが、そのほかの背景部は真黒に塗られている。背景の黒とのコントラストで、中央の女性や給仕の肌の白さが際立っている。また、白黒写真では伝わりにくいが、グラスのお酒や服に使われている赤やオレンジ色が鮮やかで、人物に注ぐ柔らかな光に反射する光沢感がうまく表現されている。

私たちは絵の何を見ているのだろうか。それは、絵に表現されている美や物語や真実のことではない。人が美術作品の何を見るのかは、美術作品が画像として分析されるまでの過程と、美術作品から何らかを感じとる過程に分けて考える必要がある。

もちろん視覚は、美術作品を表現したり、鑑賞したりするためにあるのではなく、視覚を利用した造形が美術であるというにすぎない。では、そもそも視覚は何のためにあるのか。少なくともヒトにとって、視覚は世界や環境についての重要な知識を得るためのものである。獲得する価値のある知識とは、常に変わらないものであり、かつ特徴的な情報だ。

私たちは、形や色や動きを見ている。それらの情報は決して一定ではなく、絶えず変化している。季節や天候、時間による光の変化によって、網膜に、そして脳に届く「色」の情報は変化する。遠ざかればテーブルの上のリンゴは小さく見えるし、近づけば大きく見える。動いているものは、網膜を経由して脳に「動き」の情報を伝えるが、止まっているものも自分が動けば網膜上の映像は動くこととなる。

ある物体の色は、そのものに反射する光の波長として網膜に投影される。照明光の条件によって物体に反射する光は物理的に変化するので、網膜に投影された光の波長は照明光の条件に依存する。しかし、その色が大きく変化して見えることはない。窓辺の棚の上の自然光をたっぷり浴びたリンゴの赤も、窓から遠く蛍光灯の光を浴びた食卓の上のリンゴの赤も、それが、私が知っている同じリンゴであれば、その赤は同じように感じられる。

このように、網膜に入力する物理的な情報は変化しているにもかかわらず、同じように見える視覚の働きを「恒常性」という。色の場合、照明光の条件が変わっても、照明光の色味に引きずられることなく、物体の色が変わって感じられないように脳が補正をかけるのだ。それを、色の恒常性とよぶ。

私たちの脳は、絶えず変化しながら押し寄せる膨大な量の情報のなかから、安定した情報を抽出し、それを知識として獲得する。ゼキは脳の働きを「物体や表面の恒常的かつ本質的特性を同定するために必要な情報を選択し、知識を獲得する上で重要ではない情報は、全て差し引いて犠牲にする」ものだと述べたが、絵画は画家の脳に届き選択された知識の表現であり、すでに多くの情報の犠牲の上に成り立っているものといえる。

より踏み込んでいうと、頭のなかであるモノがそれとして認識されるためには、脳は明るさの違いから輪郭を抽出し、その方位（傾き）を検出する必要がある。明るさや傾きや色が極端に違う部分は際立って見える。この際立ちのことを「顕著性」とよぶが、コンピュータ解析を用いた最近の研究では、明るさや方位や色の分析を基礎として画像における顕著性を明らかにする研究も多い。実際には、解析レベルで得られた画像の顕著性（「顕著性マップ」という）と、それを観察する人の視線の動きが一致するかを調べていく。

顕著性マップとは、たとえば絵画上にある視覚の特徴をさまざまに分析した結果、目を引くであろう顕著な特徴を画像的に示した地図だ。明るさや色が急激に変化する場所は、顕著な変化を生むこととなる。しかし、実際に人の視線の動きを観察すると、画像に顔があるとそちらに注意が惹きつけられるなど、それらの視覚の基本特徴だけで表現される顕著性マップでは、人の関心や注意を引きつける場所をうまく特定できないことも多い。また知っているものや、そもそも関心があるものが存在すると、そちらに目が奪われるということもある。

それは、私たちの脳には、人物やその人の顔、場所や物といった情報が、形や色や動きと同じように重要なものとして検出されているからだ。人や場所は私たちにとって非常に重要な情報であり、獲得しなければならない知識であることが多い。だからこそ、画家は肖像画や風景画や静物画を、それぞれ独立した絵画の様式として大切にするのではないかとも考えられる。歴史画や宗教画に比べて、静物画や風景画、肖像画というのは脳の処理のまとまりを反映した様式となっている。

†絵画のジャンルの細分化と脳の働き

画家は、特定のモチーフやジャンルといった様式にこだわった絵を描くことが多い。西洋絵画においては、ルネサンス以前は絵画というと宗教画だったが、それ以降は歴史画や風俗画など人を中心にした絵が描かれることも多くなってきた。ルネサンス期になると、風景は宗教画の一部に取り込まれたり、あるいは理想化された風景が主役として描かれたりもしていく。宗教画は、聖書の重要なある場面の一コマであり、そこには人物や景色、物などのすべてが描かれている。ある意味、宗教画は総合絵画だということもできる。

絵画のジャンルの細分化は、一七世紀のオランダで強まるようになった。その当時のオランダでは、キリスト教プロテスタント教会が宗教画を禁じたことを背景として、歴史画、肖像画、風俗画、風景画、静物画といったジャンルが確立した。たとえば、ヤーコプ・ファン・ロイスダール（一六二八―八二）など、風景画を専門とする画家が活躍するようになった。この時代は、ヨハネス・フェルメール（一六三二―七五）やレンブラント・ファン・レイン（一六〇六―六九）などを輩出した黄金時代であり、その時代のオランダは東インドを侵略し海上帝国として栄華を極め、貿易などで裕福な市民が彼らの家の壁を飾るものとして、絵を買うようになっていった。

先ほど、私たちの脳は顔（人物）や場所や物といった情報を、形や色や動きと同じように重要なものとして検出していると述べた。では、場所・物・顔をモチーフとした、風景画や静物画、肖像画のそれぞれ絵画様式は、私たちの脳のなかで具体的にどのような働きを引き起こすのだろうか。

これまで私たちの研究では、脳の活動を調べる際に機能的磁気共鳴画像という方法を用いてきた。いわゆる機能的ＭＲＩとかｆＭＲＩという言葉で呼ばれているものだ。そもそも、ＭＲＩ（図６）という方法は、体内にある特定の原子核（一般的には水素原子）を測定し、三次元画像として表現する方法だ。ラジオ波という特定の電磁波を脳や身体に照射すると、原子核の状態が変化し、その直後、原子核からラジオ波が反射されることになる。このような信号をとらえることで、脳や身体の構造に関する三次元画像を詳細に作ることができる。一方、ｆＭＲＩはＭＲＩの技術を用いて、脳の局所的な働きを明らかにする方法だ。脳活動から生じる血中酸素の局所的変化を脳において計測する。脳はいたる場所に毛細血管を張りめぐらして酸素を血中ヘモグロビンによって運んでいる。脳が活発に活動すると、血中の酸素を運んでいるヘモグロビン（酸化ヘモグロビン）は酸素を放出してしまう（脱酸化ヘモグロビンになる）。脳のある場所が活発に活動すれば、それだけ酸素が使われて一時的に血中は脱酸素ヘモグロビンの割合が高くなり、その分多くの酸素を供給するために血流量が増大する。そのときに起きる信号の変化をもとにして、脳の活動変化を脳の働きとして調べる方法がｆＭＲＩだ。簡単に、ＭＲＩが脳の解剖的構造を調べるツール、ｆＭＲＩが脳の活動を調べるツールとして理解してもらえばいいだろう。

どのようなジャンルの絵画であっても、形や色などの視覚の基本的情報が含まれているので、後頭葉にある視覚野のさまざまな部分が活動する。それらは共通した脳の働きであ

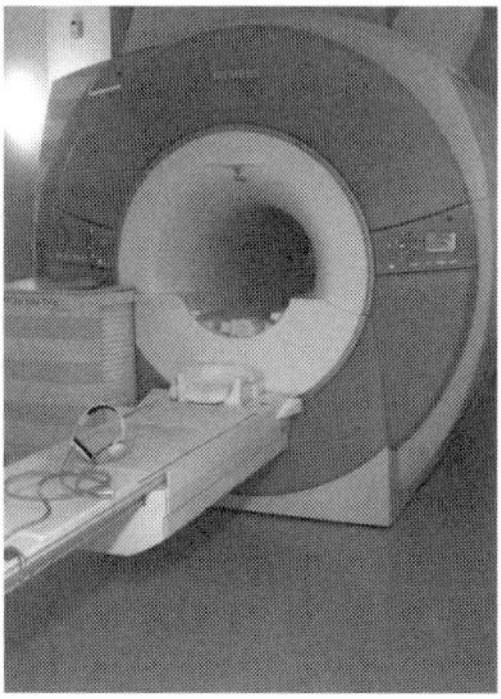

図6　MRI 装置

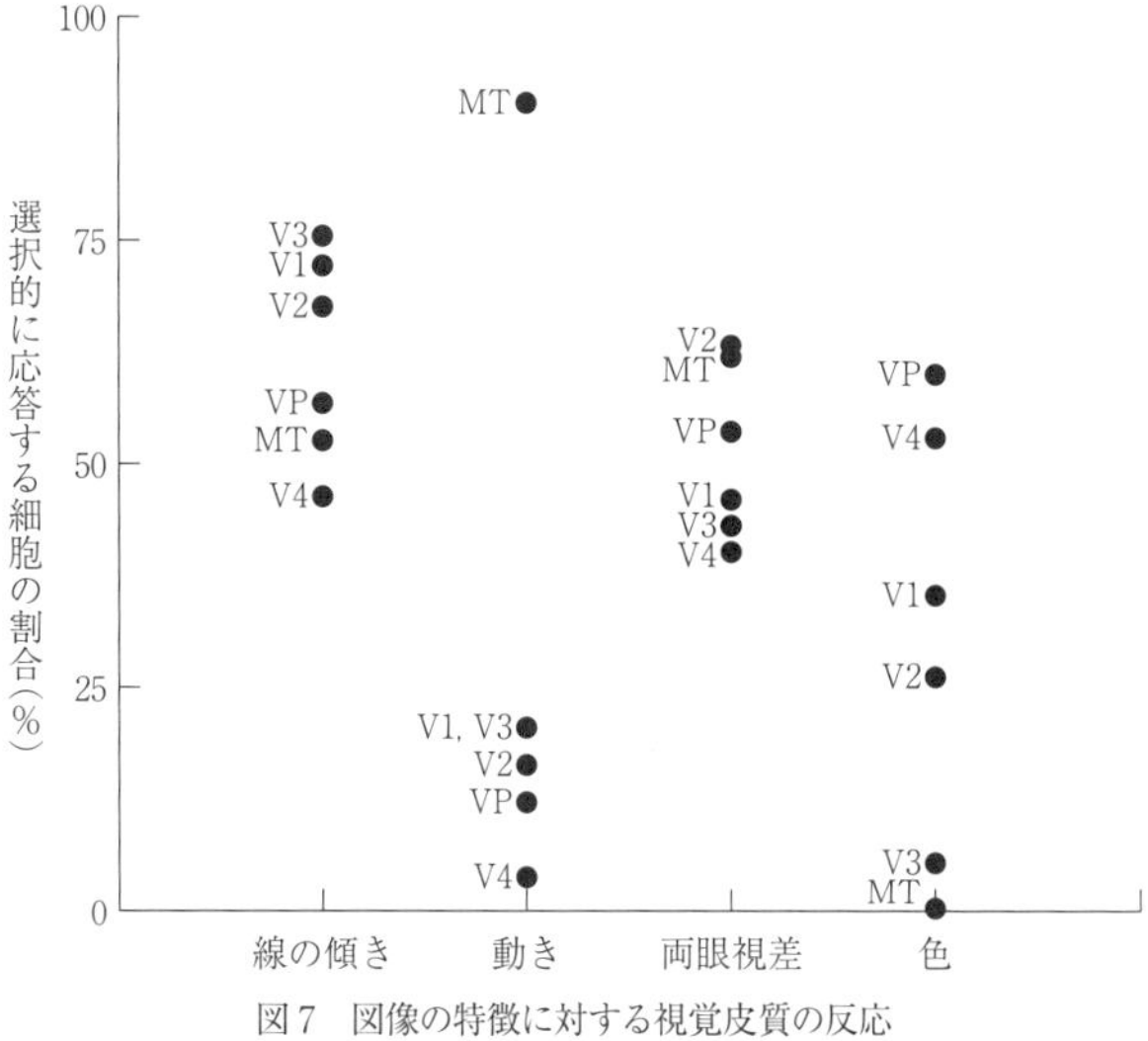

図7　図像の特徴に対する視覚皮質の反応

る。図7は、線分の傾き、線分の動き、両眼視差（奥行きを知覚する際の情報となる右目と左目で見える映像の位置の違い）、そして色という四つの特徴が、サルの視覚野のどの場所でどの程度のニューロンが応答するのかを示したものだ。V1からV4までは第一次視覚野から第四次視覚野までの略で、MTはV5ともよばれ視覚野の外側に張り出した場所にある。VPは視覚野の腹側後部領域とよばれている。図を見て分かるとおり、視覚特徴が視覚野のさまざまな場所で処理されることを意味する。サルの脳を調べるときには、映像のさまざまな視覚情報を変化させながら見せて、その時のニューロンの電気的な活動を、針状の電極をニューロンにさし込んでしらみ潰しに調べる。しかし、ヒトの脳ではそのようなことは難しいため、fMRIのような装置を用いて、視覚情報と脳活動との対応を大雑把にしか調べることができない。それでも概して、サルとヒトの視覚脳には共通性があり、MTでは動きに対してより応答が強く、V4では色に対してより応答が強い、といえる。

さて、カラー口絵③は、fMRIを用いて、風景画や静物画、肖像画を人が観察しているときに脳のどの場所がより大きく活動を変化させるのかについて、それらのジャンルの絵画をMRI装置の中でたくさん見せて、調べたものだ。ここで、風景画を見たときの脳活動から、肖像画や静物画を見たときの脳活動を差し引くと、風景画に特異的に応答する脳の活動が得られることになる。同様にして、肖像画、静物画についても特異的に応答する脳の活動を得ることができる。

脳は、風景画を見るときには「海馬近傍」という場所が活動を高め、静物画を見るときには視覚野の側部にある「第三次視覚野」や「側方後頭皮質」という部分が活動を高める。さらに、肖像画を見るときには「紡錘状回近傍」という場所が活動を高める。これらは、それぞれのジャンルの絵画を観察するときにより強く活動する場所となっている。ただし、それぞれの脳部位は、風景の写真（建物や景色などの場所）でも、商品の写真でも、顔写真でも同様に反応し、絵画鑑賞に固有の反応ではない。

このように顔や物や場所というのは脳にとって重要な情報であり、それを一つのモチーフとして切り出したのが風景画や肖像画だといえる。

絵画には「抽象画」というジャンルもあるが、それに特異的に応答する脳の活動部位は、私たちの実験結果では見つかっていない。これは、抽象画がさまざまな視覚の特徴を含んでいるため、ありとあらゆる脳の部分と関係しているからに違いない。あるいは、ロスコのシーグラム壁画のように、色とぼんやりとした面だけで描かれていると、視覚野のなかでも、基本的かつ分析的な役割をしている「第一次視覚野（V1）」という脳の場所が活動するが、だからといってそれがロスコを始めとした抽象画に特徴的なわけでもない。抽象画については、また改めて話をする機会があるので、そのときに抽象画がどのように脳の働きを映し出しているのかを詳しく述べていこう。

†美学の課題と美をめぐる言葉の整理

さて、ここまで私がアートの脳科学の動機となったロスコの絵画を見たときの体験から、徐々に脱線しつつ、アートと人の行動との関わりや、美術と脳の働きの関係について述べてきた。ここで、脳の働きを通して美術を理解するうえで、何が課題（問題）になるかを整理しておこう。

従来の芸術の哲学、あるいは美学においては「芸術とは何か、美とは何か」という本質を問う議論や、「どのようなものが芸術なのか、美なのか」という基準や範疇（カテゴリ）に関するもの、そして「芸術は、美は何のためにあるか」という価値の理由に関する課題が主に論じられてきた。「そもそも……」を問う方法が哲学のやり方なので、それを脳科学や心理学が扱おうとしても難しいのは当然だ。なにしろ芸術や美の問題は、プラトンやアリストテレスの時代から伝統的に論じられてきた西洋哲学における中心的なテーゼ（命題）の一つであり、キリストが生まれる前からの歴史がある。それに対して脳科学の歴史は二〇〇〇年ほどだが、テクノロジーの発展によって盛んになり始めたのは、ここ五〇年程度だ。哲学の歴史と比べるとキャリアが違う。

そもそも美学（aesthetics）という言葉は、一八世紀半ばのドイツの哲学者バウムガルテンが用いた episteme aisthetike（感性的認識）という言葉に由来する。ラテン語の aesthetica という言葉を用いて、バウムガルデンは「美学は感性的認識の学である（Aesthetica est scientia cognitionis senstivae）」と定義した。これら aisthetike や aesthetica という言葉はさらにその語源が古代ギリシャ語にまでさかのぼり、アイステーシス（aisthesis）という言葉に起源があるようだ。その言葉は、さまざまな種類の知覚や感受性を表す言葉であり、日本語の「感性」という言葉におおよそ対応する。この感性という言葉も結構やっかいなものだ。日本で「美学」という言葉は、「美しさについて考える学問」のように捉えられがちだが、実際には「芸術や感性に関する哲学」全般のことを指すと理解する方が正しい。もちろん、美しさについての問題を考えることは美学の中心問題でもある。

†美をめぐる言葉

少し話がわき道にそれてしまうが、「美」の言葉をめぐるトリビアを少し紹介しよう。

私たちは身も心も美しくありたいと願うが、子どもが産まれたときに願いを込めて「美」を名前につけることが多い。おそらく、皆さんの周りにも「美」がついた名前の人がいるだろう。そこで毎年発表される名前ランキング(明治安田生命の調査による)から、「美」という文字が赤ちゃんの名前にどれくらいつけられているかを女子に限定して調べてみた。

二〇一〇年では上位一〇〇の名前のうち一三の名前に「美」がついており、その割合は上位一〇〇の全体のうちの三・七六%だった。二〇〇九年では一二の名前(計三・四五%)、二〇〇八年は一二の名前(計二・九五%)、二〇〇七年は一五の名前(計三・五九%)となっていた。

美と並んで突出して多くつけられる漢字には「愛」がある。二〇一〇年では上位一〇〇の名前のうち一四の名前(計二・八七%)、二〇〇九年では九の名前(計二・〇七%)、二〇〇八年は一一の名前(計一・九九%)、二〇〇七年は一三の名前(計二・五一%)に「愛」がついていた。それだけ、美や愛という願いを込めて名前をつけているのだ。

美とは身近であるにもかかわらず、その意味をあえて言葉にしようとすると難しい。美学辞典を引いてみると、美とは「ある物ある事態の完全性もしくは価値が、端的な形で直感的もしくは直観的に、快や感嘆の念をもって把握された場合の、その完全性をいう」とある。もう少し優しい表現はないか、国語辞典をひいてみると、美(美しい)を「すがた形や色・音などがすぐれていて、心を奪われるような感動を覚える。きれいだ。美麗だ。」としてある。英語で美は beauty であり、その意味を英英辞典で調べても日本語の「美」

と大した違いはない。もう少し詳しく掘り下げてみよう。

beautyの語源を遡ってみると、ラテン語bellusで美しいを意味する形容詞に行きつく（ちなみに名詞形はbellumとなり戦争を意味し、全く意味が異なる）。ベネッセ（Benesse）という会社の名前の由来が、ラテン語のbene（よく）とesse（ある、生きる）からなる造語だという話は結構有名だ。このbeneは、名詞ではbonum（善・良さ）、形容詞ではbonus（良い）となり、賞与の意味を表す「ボーナス」の語源でもある。そして、美しいを表すbellusと善を表すbonumは仲間のようだ。実は、美と善を評価するそれぞれの脳は、脳活動のレベルでも共通性を見出すことができる。

次は中国での漢字の「美」の成り立ちを調べてみよう。「羊」に「大」で美となったとされる。そもそも古代中国での食肉といえば羊だったそうで、大きくて立派な羊の意味から、食べ物としての「うまい」としての美の文字が作られ、意味が転じて、「うつくしい」になったそうだ。確かに、手持ちの漢和辞典で「美」と引くと、最初の字義は「うまい、おいしい」となっており、「うつくしい」の意は二の次だ。「美味」や「美食」という言葉もある。美味と美を求めることに共通性がうかがえるが、実際に「うまい」と「うつくしい」のそれぞれの感覚は、脳活動レベルでもまた共通している部分が多い。

美食というと、北大路魯山人が思い浮かぶが、彼は、陶芸・篆刻・絵画などを究めたマルチな芸術家であると同時に、星岡茶寮《ほしおかさりょう》という料亭を作り、食と芸術の理想を追求した。魯山人は、食器を作るには食を知らなければならず、食を知るには料理の仕方を知らねばならないとして、芸術家として根本を突き詰めていくことを語っている。彼のある原稿では、湯豆腐の作り方について、まずは豆腐の作り方から記し、きれいな水の重要さを説くことから始めた。「ヒト」としての生理的欲求を超え、「人」として満たされるなかに「美」は存在すると説いているわけだ。

語源について最後に日本語の「うつくしい」について見てみよう。古語辞典を調べてみると「肉親として抑えがたい愛情が相手に注ぎかけられたときの感情表出」、「小さな対象に寄せる一種の愛情」として「うつくしい」という言葉が使われていた。現代語でいう「かわいらしい」という言葉に対応している。「なにもなにも、ちいさきものはみなうつくし」(『枕草子』一五一段)のように、かつては限定的な意味として「うつくし」という言葉が使われていた。それが拡大して一般性の高い意味としての愛情に、美の意味が加わったと考えられる。では、愛情と美とのあいだにも脳神経科学的な共通性は見うけられるのだろうか。答えは、やはりイエスである。言葉の由来が、脳の働きをこれほどまでに反映しているとは、驚くべきことだ。

†美学の課題から神経美学の課題へ

私たちは、脳の働きから芸術を理解する研究分野を神経美学（neuroaesthetics）とよぶ。私たちがみずからの研究を「神経美学」とよぶ理由も、本家の「美学」がそうであるように、脳研究によって美しさだけを限定的に明らかにするのではなく、より広汎に芸術や感性に関する脳科学という意図を含ませているからなのだ。

ここで一つ注意しておくべきは「脳科学」という言葉だ。この言葉は、脳に関する研究分野全体を指すために非常に便利なのだが、その範囲は非常に広い。多くの場合、脳科学といっても、神経生物学などのある特定のバックグラウンドとなる研究分野があって、脳の働きや仕組みに関わる研究を行っているという程度でしかない。私の場合、もともとは心理学という研究分野からスタートしており、いわゆる「脳科学者」というにはおこがましいと思っている。脳研究を一つのツールとして用いているという程度だ。本書では、脳の研究のことを脳科学として便宜的に使っているに過ぎないことに注意されたい。

さて、先に挙げた美学の問題は概して以下のように整理される。つまり、

・芸術とは何か、美とは何か
・どのようなものが芸術なのか、美なのか

・芸術は、美は何のためにあるか

である。これらの問題は神経美学においても当然問われなければならないものだ。

美学の問題を生物学の問題としてとらえるためには、ノーベル賞受賞者でもある動物行動学者ニコーラス・ティンバーゲンが提唱する四つの問題解決方略（ティンバーゲンの「四つのなぜ」ともよばれている）に沿って整理することができる。四つのなぜとは、

・特定の行動が引き起こされる直接のメカニズム（至近要因）
・特定の行動およびそのメカニズムが発現する理由（究極要因）
・特定の行動の進化過程（系統進化要因）
・特定の行動が成長とともにどのように発達するのか（発達要因）

を指す。それを芸術や美の問題にあてはめると、それぞれは、

・どのように芸術や美しさを感じるのか
・なぜ芸術や美しさを感じる必要があるのか
・芸術や美しさを感じる仕組みがどのように進化したか
・芸術や美を感じる仕組みがどのように発達するか

の四つに対応する。ここではすべて「感じる」ことでまとめているが、芸術や美を「表現する」こととしてもよい。このように、四つのなぜとして芸術や美の問題をとらえると、

脳のなかで起きるさまざまな働きの問題として、外界の物理的特徴に対応する感覚や心理の問題として、芸術や美がヒトへの進化に不可欠なものだったのかそれとも環境への適応の副産物だったのかなど進化の問題としてとらえることができそうだ。それらが明らかになっていくことでようやく、美とは何か、芸術とは何か、芸術の本質が垣間見えてくるだろう。本書では、視覚芸術を「美術」、そしてより幅広く「アート」とよぶ。

†哲学としての美学から実験美学へ

一九九〇年代以降、fMRIなどのヒトの脳の働きや構造を画像として見る方法の開発や研究が盛んになるなかで、脳の働きとして美や芸術の意味を明らかにしていこうとして始まったのが神経美学だ。実はそれ以前にも、芸術や美しさといった問題について、科学的な根拠に基づいて明らかにしていこうとする学問上の動きがあった。

それは一九世紀のドイツで興った。当時の芸術の哲学の巨人はヘーゲルであり、美を感覚的現象のなかに現れ出た理念（概念）であるとした。そして、理念が抽象的存在から経験をとりいれて具体化してゆく過程のなかに、芸術を位置づけていこうとする形而上学的立場をとった思想を興している。

この考えについては、大枠として私は賛同する。芸術家は具体的な存在を脳によって作品のなかに抽象化するのであり、それを鑑賞する人は、その抽象化されているものを脳によって具体的なものへと繙いていくのだと私は考えている。コンピュータに喩えるならば、芸術とは、作り手と受け手の圧縮と解凍の連続なのだという仮説だ。

またヘーゲルは、芸術作品の表現に関する問題として「表現手法の探究と内容の確定をめぐる絵画の原理」について言及し、「（絵画の）内容はその本性そのものからして絵画の形式と表現法の原理に一致しなければならず、逆にいえば、絵画の形式がその内容に過不足なく適合しなければなりません」（傍点は訳本による）と述べている。なぜ絵画でなければならないのかという表現形式の問題は、写真が誕生した印象派以降の、さらにはモダニズムから現代アートへと至るなかで芸術家を苦悩させたものでもある。

たとえば、二〇世紀美術の代表的な彫刻家であるアレクサンダー・カルダー（一八九八—一九七六）の表現形式の流れにも見て取れる。大学で機械工学を専攻し、エンジニアとなったカルダーは、二五歳の年に美術学校に入学し、そこで絵を描くことから芸術家としての道を歩み始めたが、その後、針金を用いてサーカスのダイナミックさを表現していくことになる。そして、モビールとよばれる動く彫刻作品へと移っていった。動きという視覚特徴を純粋に表現しようとしたとき、それの表現手法が必然的にモビールとなって現れたわけだ。優れた芸術家の表現は、必然的な表現形式を伴っているのも事実だ。

ヘーゲルの美学は強い影響力をもった。しかし、データに基づくことなく、理論的な枠組みだけを提示し続ける哲学としての美学に対して、反対運動が起きることになる。この「形而上学vs経験科学」という対立は、心理学という学問が確立するのに重要であった。精神物理学者フェヒナーは、ヘーゲルを頂点とする「上からの美学」を批判し、美学の科学的客観化を図ろうと「下からの美学」として、美の法則を実験的に求める研究分野を「実験美学」として確立しようとした。そして、特に視覚美に黄金比（約1：1・618の比率。さまざまな自然の形態や、さまざまな美術作品においても黄金比は認められる）が妥当であるなど、実験を通してデータ化することで、美的経験の観察を行った。

フェヒナー以降も、実験美学は美的判断と知覚現象の関係を明らかにする、美学と心理学の融合領域となっている。一九世紀末から二〇世紀にかけて同じドイツで盛んになるゲシュタルト心理学（知覚は感覚刺激の個別の特徴によって生じるのではなく、部分に還元できない全体的な枠組みに規定されるとする研究の立場）においても、さまざまな感覚情報の形態のルールが美的な知覚を規定することが紹介されるようになる。

†キネティックアートの脳科学

脳科学の研究成果をもとにして、美術作品がどのように見えるのか、どのように創られ

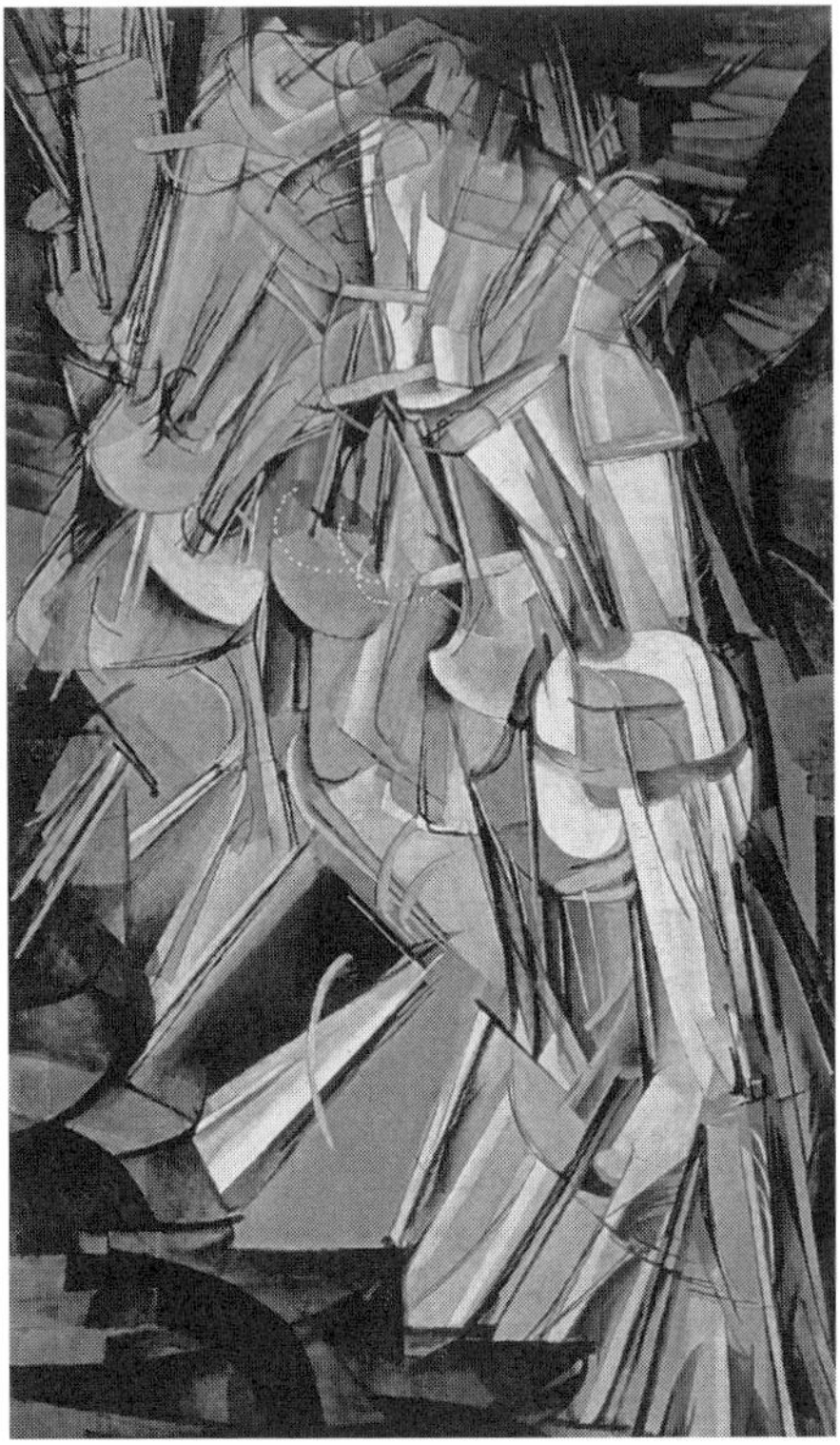

図8　マルセル・デュシャン『階段を降りる裸体No. 2』（1912年、フィラデルフィア美術館）

るのかについての分析は、一九九〇年代始め頃から試みられるようになった。神経美学という造語を産み出したゼキは、共同研究者のラムとともに、一九九四年にキネティックアートを脳科学的に分析した論文を発表した。

キネティックアートとは、マルセル・デュシャンの『階段を降りる裸体No.2』（図8）や、ブリジット・ライリーの『流れ（*Current*）』、ウンベルト・ボッキオーニの『*The City Rises*』、カルダーのモビールなど、作品自体が動いたり、動いて感じられたり、もしくは見る人が作品を動かすことができる「動く美術」のことである。

キネティックアートには後頭葉の第五次視覚野（V5またはMTとよばれる）の働きが不可欠だ。視覚野にある特定のニューロンは、視野のある空間の位置に、応答する情報の変化（線の傾きや動き、色など）があると応答するという特徴をもっている。つまり、あるニューロンは、受けもっている視野上の「ある特定の場所」（受容野という）の「ある特定の情報」について反応する。先に述べたように、視覚野では場所によって、反応する情報の質が異なっているし、受容野の大きさ（つまり一つのニューロンが応答を受けもつ視野上の範囲）も異なっている。第一次視覚野（V1）は、輪郭線の検出から、その輪郭線の方位、色の波長の分析、動きに対する応答など、あらゆる視覚情報に対して分析的な処理を行うが、一つひとつのニューロンの受容野はごく小さいものだ。

一方、第五次視覚野V5のニューロンは、動きや奥行きなど特定の情報について限定的に応答し、受容野が大きい。それに、水上をジャンプするイルカのような動きの一瞬をとらえた画像に対しても、静止のなかに動きをとらえるようにこの脳部位は働く。V5が、事故などで広範囲に損傷を負ってしまうと、動きの処理ができなくなってしまう（「皮質性運動盲」とよぶ)。そのような損傷が脳に生じた患者の報告では、あたかも「コマ送り」のようにしか視覚世界が変化しない、らしい。動きが見えなければ、キネティックアートには何も感じ得ないはずだ。皮質性運動盲の患者も、作品に何らかの印象を持つだろうが、作者が意図した動きを感じ得なければ、それはキネティックアートとしての価値がない。つまり、キネティックアートとは、動きという視覚情報は何にも代え難いものであり、それが脳で処理され、知覚として産み出されているという前提にある作品なのだ。

†神経美学のマニフェスト

脳の働きを画像として見る技術が進展したおかげで、さまざまな行動や心の働きを脳の活動と対応づけて理解できるようになった。美術にしても音楽にしても、脳と身体を使って作り出したものであり、その働きを明らかにすることも課題として当然挙がってきた。このようにして、芸術の脳科学のための本格的な準備が整った。その課題や問題意識の一部はすでに述べたが、はじめに問題として取り上げられるようになったのは「美しさ」についてだった。これは、哲学としての美学においても中心課題であり、やはり私たちは「人はどうして美に魅せられるのだろうか」という問いに関心があるだろう。次の章ではこの問題について取り上げる。

先に、芸術とは、芸術家とそれを鑑賞する人とのコミュニケーションであると述べた。画家の場合、みずからの視覚に入力される膨大な情報（色、形、動き、そして奥行きなどの基本的な視覚情報や、顔や場所や物といったよりまとまった情報）のうちから、重要な情報を知識として拾い上げる。そして、そこで得られた知識のなかでも画家自身が重要だと思うものや表現したいものを、絵筆を用いてキャンバスに描く。何を重要な知識とするか、表現したいものとするかは、画家によって異なる。

優れた画家は、変化の激しい視覚世界のなかから変わらないものを描き出そうとした。もしかしたら、これに異議を唱える人も多いかもしれない。たとえば、モネは『積み藁』や『ルーアン大聖堂』といったモチーフの連作を通して、移ろいゆく光を表現したではないかと。その一方で、セザンヌは『サント＝ヴィクトワール山』の連作を通して、変わらぬ山の存在感をさまざまな構図で描き出そうとした。これらの表現は反対のようであるが、移ろいゆく光や時を求めることと、そこにある変わらないものを求めることの違いは紙一重なのだ。モネとセザンヌは反対のことを求めようとしながら、結局到達したのは同じなのではないかというのが私の主張だ。この連作の意味については、後の章で考えよう。

アート／美術は視覚の神経科学的な法則に従うというのが本書の提言する仮説であり、この仮説を根拠づけるために、画家が視覚のトリックを表現に利用した例を示していく。

絵画に描き出されたのは静止した世界のはずだが、そのなかに動きを感じるのは、脳の中にものの動きの処理に関わる部分があり、その部分をより働かせようとする画家の意図がもたらしたものなのだ。

では、美術作品を鑑賞する人は絵をどう見るのか。脳は明暗の違いから輪郭線や方位を見つけ出し、色の波長や動きの方向を分析する。さらには形や顔や場所といった、人がふだん生きていくうえで重要な情報に注意を払う。美術作品は、すでに画家によって十分に圧縮され（抽象化され）た情報であり、それを鑑賞する人は情報を解凍してそのなかにリアリティやドラマを見いだす。そのような画像を用いた対話がアート／美術のコミュニケーションの実態なのだ。

優れた芸術家は優れた神経科学者なのだという。この言葉が含意するのは、芸術家は無意識のうちに、鑑賞する人の脳の働きをより高めるような表現をしていたということだ。脳科学的な知見を知っていて、それを応用したという意味ではない。芸術家は脳の働きを理解するための手がかりをたくさん残してきた。「美術作品の謎」を突き止めること、つまり、芸術を理解すること自体が脳の働きを知ることなのであり、反対に「脳の謎」を突き止めること、つまり、脳の働きを知ることは芸術をより深く理解させるのである。そのような芸術と脳の関係を突き止めることが、神経美学のマニフェストなのだ。

セザンヌ『サント＝ヴィクトワール山』（1904-06年、チューリッヒ美術館）

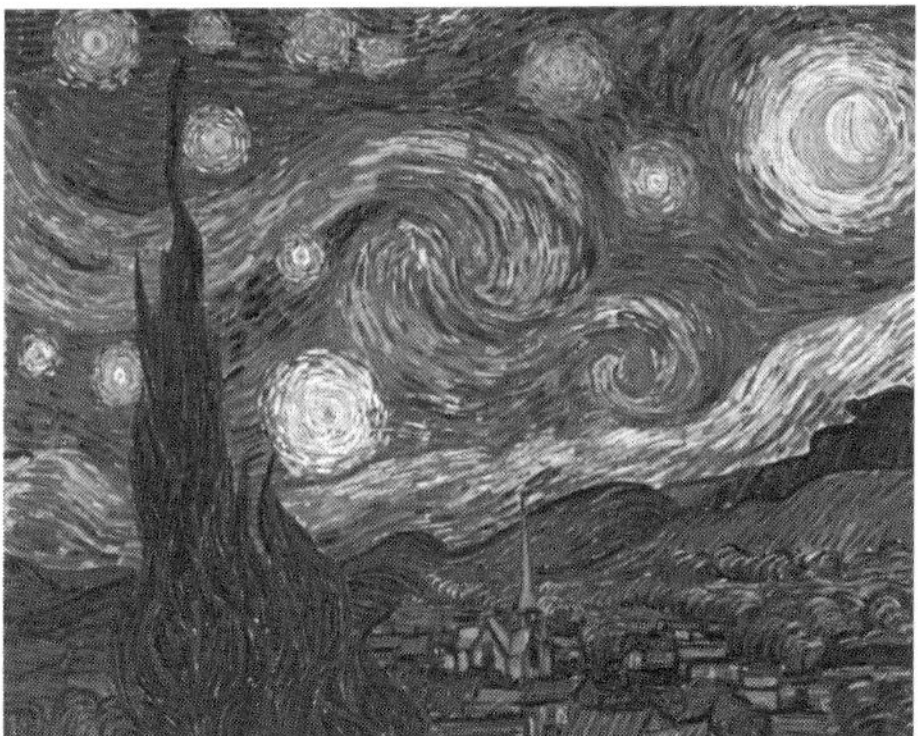

ゴッホ『星月夜』（1889年、ニューヨーク近代美術館）

第二章

脳の中に美を探して

†不況知らずな日本の美術展

皆さんは一年に何回ほど美術館に足を運ぶだろうか。私の授業を受けている大学生に質問すると、なかには二〇回も三〇回も行くというすごい人がいるが、年に一回いくかどうか、という人が実は圧倒的に多い。私が行くのは年に一〇回程度だ。

それでも「日本では美術展の人気は根強い」といわれている。その根拠の一つは、二〇〇九年に開かれた世界中の美術展覧会で、一日あたりの平均来場者数のトップ4を日本の展覧会が独占したからだ。公表されているトップ30のうち七つが日本の展覧会だ。その後も、二〇一〇年ではトップ5のうち四つが（トップ30のうち六つが）ランクインしている。確かに、ここ数年の一日あたりの平均来場者数ランキング（Exhibition attendance figures）を見てみると、そのトップテンを日本での展覧会がかなりの割合を占めている。

近年日本で開かれた絵画の展覧会の総来場者数（動員数）を調べてみると、「フェルメール展――光の天才画家とデルフトの巨匠たち」（二〇〇八年・東京都美術館）や「オルセー美術館展」（二〇一〇年・国立新美術館）などは人気が高かった。前者が九三万人、後者が七八万人の観客動員数である。オルセー美術館展のような印象派絵画の人気は日本に限らず非常に高いが、それでも「ルノワール――伝統と革新」展（二〇一〇年、国立新美術館）が三三万人、「マネとモダン・パリ」展（二〇一〇年、三菱一号館美術館）が三〇万人の動員数であった。歴代としては「モナ・リザ」展（一九七四年、国立西洋美術館）が第一位で一五〇万人を、次いで「バーンズ・コレクション」展（一九九四年、国立西洋美術館）が一〇〇万人以上を集客している。最長八時間待ちということがあったらしい。

ピーク時だと、一日の来場者数が一万人にもなるような展覧会もあり、時には入場口に長蛇の列ができて二時間も外に並ばなければならないこともある。真夏の猛暑の日でも、真冬の極寒のなかでもその列は絶えない。人気のある美術展に行くには覚悟が必要だ。

実は、美術館は、展覧会を開く予算を特別にもっていないという。だから、企画の実現には新聞社やテレビ局といったお金を出してくれるスポンサーが必要だ。いくら美術館が素晴らしい企画を立てたところで、集客が見込めなければスポンサーはお金を出さない。特に世界的に不況といわれる昨今、集客が読めない玄人好みの展覧会を開催することは難しい。集客につながる画家や作品というのは、まず芸術家自身や作品が有名でなければならない。そして、多くの人に受容されている必要がある。そのような作品は、経済的な価値が高いということでもあるのだ。ダ・ヴィンチやフェルメールの絵が一枚あるだけで、来場数は、おそらく一〇万人以上増えることになる。

†経済的対象としての美術

現在、私たちが目にすることができる美術作品の多くは、あらゆるものに価格がついている。とはいえ、そもそも美術作品に経済的価値を置くようになったのは、二〇〇年程度前からのことだ。それ以前は、宮廷や貴族、教会、大商人などのパトロンが画家やその工房に注文することで制作していた。それが、資本主義経済が発展するにつれて、お金があれば一般人でも画家に絵をかかせて、作品を購入できるようになった。その結果、画商という職業が誕生し、美術作品を売買することが一つの経済活動となったわけだ。二〇世紀のシュルレアリスムに位置づけられる画家、ジョアン・ミロは「人は絵なんか見ていない、ドル紙幣を見ているのです」と皮肉る。

しかし、美術作品の価格というのは、数十億円を超える高価なものから、値をつけるまでもないとされるものまでさまざまだ。実際、二〇一二年五月に競売会社サザビーズが開催したオークションでは、エドヴァルド・ムンクの『叫び』の連作の一つが競売にかけられ、約一億二〇〇〇万ドル（九六億円）で落札されてニュースとなった。これは二〇一二年八月現在でのオークション落札最高価格となっている。日本円での金額は時どきの為替相場で変動するので、ドル建てでの史上最高価格ということだ。

それまでは、二〇一〇年五月にクリスティーズが開催したオークションで、パブロ・ピカソの『ヌード、観葉植物と胸像』が約一億六〇〇〇万ドル（約一〇〇億円）で落札されたものが最高額だった。その他にも、ジャクソン・ポロックの『No. 5』（約一五〇億円）、ウィリアム・デ・クーニングの『女性Ⅲ』（約一四〇億円）、グスタフ・クリムトの『アデーレ・ブロッホ＝バウアーの肖像Ⅰ』（約一四〇億円）など、ピカソのそれを上回る金額で取引されたものもある。しかし、実質の世界ナンバーワン高額作品は、ファン・ゴッホの『郵便配達夫ルーランの肖像』で、売買価格は約六〇億円ほどだが、これにモネ、ルノワール、ピカソ、カンディンスキーの絵が現物でつけられていたとされる。ちなみに過去に四〇億円以上で取引された四〇作品中、ピカソの作品はそのうち一〇作品を、ゴッホの作品が七作品を占めている。

現代では、有名な作品を買うにはオークションに参加するというのが手っ取り早い。サザビーズやクリスティーズで美術作品がオークションに出品される様子をご記憶の方もいるだろう。札や手を挙げて、競売に参加している光景、それである。

†オークションに懸ける脳

「オークション」というと響きがよいが、ようは競売、競りである。美術品や高価な宝石のオークションも、ネットオークションも、魚河岸の競りも、さらには公共事業の入札も原理は同じだ。複数の買い手に値をつけさせて、いちばん高い価格を申し出た人に、ものを売る。ただ、美術品のオークションのように、買い手が買値をつけるのを見ながら競売に臨む場合と、入札制度のように誰がどれだけの買値をつけるのかを観察できない場合とがある。

映画のなかでは、主人公がオークションに参加しているものの他の参加者がより高値をつけると、それに負けじと主人公もさらに高値をつける、という場面がある。そうなると、商品が欲しいから競売に参加しているというより、ただ競売に勝つことだけが目標に見えてしまう。冷静さを欠き、妥当な値付けなど関係なくなってしまう。実際に、このようなことがオークションでは繰り広げられる。ギャンブルでも同じだ。ポーカーゲームで、「コール」(相手の賭けに応じる合図)と「レイズ」(賭け金を上乗せする合図)とを繰り返し、賭け金が瞬く間に上がっていくということがある。いずれの場面も、映画007シリーズには登場する。

ギャンブルをやめられない心理のある部分は、コンコルド効果で説明できる。コンコルドといえば、イギリスとフランスが共同開発した超音速旅客機で、最高速度はマッハ二を誇った。しかし商業的には失敗だった。機体の開発は投資に対して、ある時点で割に合わないことが分かっていながらも、途中で開発をやめることができず開発を続行したのだ。結果的に採算ラインからはほど遠かった。このように、投資がかさみ、割に合わないことや損をすることが分かっていても、それまでの投資がもったいなくて途中でやめられなくなってしまうことを「コンコルド効果」とか「埋没費用効果」とよぶ。次は当たる（勝つ）はずだ、と投資（賭け）をし続けるわけだ。

しかし、オークションならば途中で降りることは可能だ。それにもかかわらず、本来購入しようとしていた価格を大幅に超えても、競売から降りることなく、高値をつけ続けるのはなぜだろうか。もはやオークションで競る目的は、その商品が欲しいがためでもなくなっている。オークションを課題とした脳研究は、「勝つ」ということと「負けない」ということが必ずしも同じでないということを物語っている。

ラトガース大学のデルガドらは、ｆＭＲＩを用いた実験でオークションのときに起こる「値のつり上がり」で、脳のどのような場所の神経活動が変化するのかを、オークションの課題と、くじ引きの課題とを比較して検討した。二つの課題とも、負けることは直接的な金銭の損失を生じさせるわけではない。それにもかかわらず、これら二つの課題では、勝ちと負けの結果で、脳の活動に特徴的な違いが現れることとなった。

オークション課題では、大脳基底核とよばれる場所にある線状体、特に尾状核の一部の

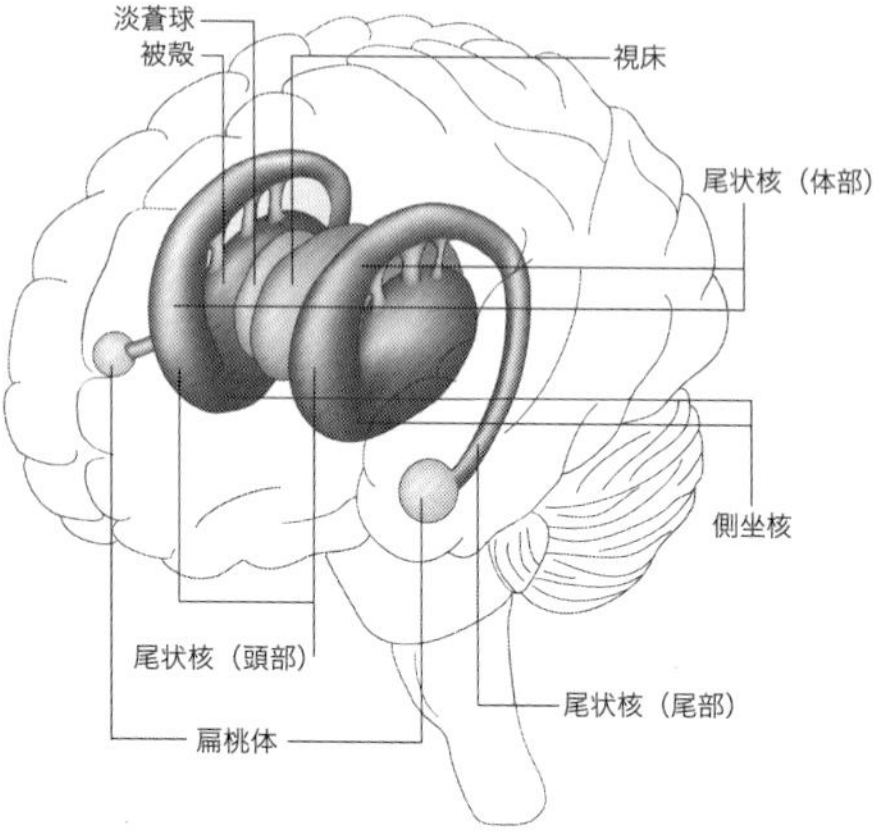

図9　大脳深部領域の位置関係

活動が、勝った場合には上昇し、負けた場合には低下した。一方で、くじ引き課題では、その場所の活動は、勝ったときには上昇するが、負けても変化しなかった。尾状核（図9）は、勝ち負けや、利得・損失、賞罰などに敏感に働き、何が自分にとって得なのか損なのかを学習するのに重要な場所だ。この線条体の一部は、オークション課題で「値のつり上がり」が大きくなるほど活動が低下した。値がつり上がるほど負けるリスクに敏感になっている証拠だ。くじ引きに当たらないことは、勝負の負けではない。確かに、くじ引きで外れると、残念とは思っても、負けたとは思わないだろう。しかし、オークションで競り落とせなかったことは、勝負の負けと脳の活動レベルでは同じことなのだ。

つまり、値上げレースから降りないのは、「勝ちへのこだわり」や「勝つ喜びの期待」が引き起こすものではなく、その反対に負けを考えてしまうがため、ひいては「負けるこへの恐れ」が原因となっていると考えられている。

†欲しがる脳

少し美術の話から逸れてしまうようだが、そもそも「欲しい」という気持ちはどのように生じるのかについて考えてみたい。欲求や欲望の対象は人それぞれだ。良い商品だからといって、それを欲しいと思うかどうかは別だ。お腹が空いて堪らないときは、行列のできているラーメン屋より、目の前にあるチェーン店の牛丼の方が魅力的に感じられる。

このような欲求を、脳はどのように生み出しているのだろうか。fMRIなどの脳機能画像研究では、金銭的な報酬への欲求、麻薬中毒患者の麻薬欲求状態、空腹時の食欲、料理のメニューからの選択など、さまざまな欲求状態に応じた脳の活動が調べられている。これらの状態で引き起こされるのは、主に「報酬系」とよばれる脳の一連の経路の働きの活性化による。ここで報酬というのは、金銭的な報酬に限定するものではなく、行動に駆り立てるものを広く意味する。報酬系は、欲求が満たされる時や満たされることが分かっているとき、さらにはそれらの満足への期待があるときに働く脳のネットワークだ。このネットワークは、中脳部の腹側被蓋野から大脳基底核にある腹側線条体へ、さらには大脳新皮質の特に前頭葉へと投射される、まさに「欲しがる脳」の正体なのだ。

私たちが行った研究では、さまざまな対象への欲求に共通した脳の働きがどのようになっているかを調べた。「物」（食べ物や装飾品、車などのさまざまな商品対象）、「人」（俳優、モデルや政治家、スポーツ選手などの有名人と、全く無名な人物など）、「事」（ジョギングをする、花火を見る、サッカー観戦をする、渋滞に遭うなどのさまざまな出来事）の写真をMRIの装置の中で観察者に提示し、それらへの欲求の度合いを三段階の反応（欲しい・中立・欲しくない）から求め、その反応に応じた脳の活動の違いを調べた。ここで注意したいことがいくつかある。まず、欲しくないというのは、否定的な意味で拒否したいということだ。また、ここでいう欲しい・欲しくない、というのは好みとは異なる。先ほど述べた例では、好きなのはラーメンだけど、いま欲しているのは牛丼なのだ、という場合、前者は好みの対象であり、後者は欲求の対象となる。ただ、この違いを明確にすることは重要だが非常に難しくもある。

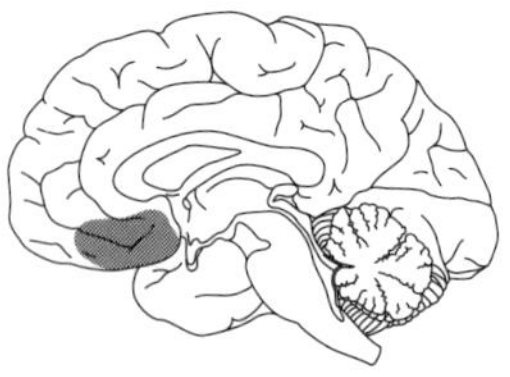

図10　眼窩前頭皮質内側部の位置

さらに、「人」に対して欲しいとはどういうことかというと、性的対象としての望ましさが高いということをあらわし、「事」への欲しさというのは、それを「したい」ことをいう。そして私たちの研究の目的は、物でも人でも事でも、どの刺激のカテゴリ（グループ）であっても共通して認められる「欲しい」と「欲しくない」に関わる脳の働きを明らかにすることだった。この実験結果からは、「欲しい」でも「欲しくない」でも、そう判断するときに眼窩前頭皮質の内側部（図10）という場所の活動量が変化するということが分かった。その部分は、欲しくないと感じるときは活動が抑えられ、欲しいと感じるときに活動が高まる。しかも、物、人、事それぞれに共通して活動を変化させる場所なので、欲求の基本的な仕組みだといえる。眼窩前頭皮質というのは、先に述べた前頭葉にある報酬系の一部だ。前頭葉の下の部分にあって、横に広がっている。

†依存する脳

眼窩前頭皮質内側部の活動が特定の事物に対する欲求の度合いに応じて変化することを示してきた研究は、すでにいくつかある。その一つは、アルコール依存症や麻薬中毒患者の欲求状態を脳機能画像の手法を用いて明らかにしたものだ。

より私たちの身近な素材を取り上げるなら、チョコレートにまつわる研究がある。チョコレートには簡単に幸福感を得るだけの力があるとされている。しかし同時に、チョコレート好きが度を超えると、チョコレートが手放せない、依存症的な反応を示すことも知られている。もちろん、チョコレートが嫌いという人もなかにはいるが。そのようなチョコレート依存症の人とそうでない人とでは、チョコレートを目の前にして脳の活動に何らかの違いがあるのだろうか。

　オックスフォード大学のロールズらは、そのような二つのグループの人々を対象として、チョコレートを口に含んだり、匂いを嗅いだり、画像を見たりしている時の脳の活動にどのような違いが現れるのかfMRIで調べた。依存傾向の高い人では、そうでない人に比べて、チョコレートを見せるだけで眼窩前頭皮質内側部と腹側線条体の活動がより高くなった。腹側線条体というのは、先ほども述べたが、報酬系の中核をなす部分であると同時に麻薬中毒など、「依存する脳」の中核でもある。腹側というのは、脳の底側の位置にあることを示す。それらの脳部位の他にも、前部帯状回（前帯状皮質ともいう）の一部が活動を高め、この活動の高さとチョコレートによって生み出される快感覚の評定の高さには強い相関が認められた。前部帯状回には、報酬があることの予測や期待、さまざまな情動や共感などにも関わっている。おそらく、期待に伴うワクワク感に関わる脳の場所であろう。「欲しがる脳」も「依存する脳」も基本的には変わりはないが、欲しがる脳がエスカレートするとワクワク感は消失し、依存する脳の仕組みの働きだけが残ることとなる。

　ちなみに、チョコレートが大好きであっても、食べ続けていればいずれ飽きてくる。ポジトロン断層法（PET）という脳の働きを調べる方法を用いた研究では、実験対象者にチョコレートを与え続け、チョコレートが好きな状態から飽きた状態へと変化するにつれて、脳の活動がどのように変化するかを捉えた。大好きなチョコレートを食べて満足しているときでも、食べ続けさせられて飽きて不快になってきているときでも、それぞれともに味覚や嗅覚の情報を処理する脳の部位の活動が変化する。面白いのは、それらの脳部位に加えて、満足しているときには先に挙げた眼窩前頭皮質内側部の活動が高く見られるのに対して、それが飽きへと変化していくと同じ眼窩前頭皮質でも外側の部分がより活動を高めるということだ。この外側部の働きは「罰」と関連しているとされている。つまり、ご褒美と罰が脳の同じ領域内の異なる場所が基盤になっているということだ。

†好みのものを選択する脳

特定のものに対する欲求もあるが、どちらにしようかと選ぶ欲求もある。物に溢れている現代社会では、ある特定のものを強く欲する「絶対的」な欲求よりも、どちらにしようかと選ぶ「相対的」な欲求を持つ機会が多いかもしれない。

選択としての相対的欲求とは、いわば好みの問題でもある。選好ともいう。赤ちゃんに二つのものを並べて見せると、どちらか一方のものを好んで見る傾向がある。たとえば幼い赤ちゃんは単純な図形と複雑な図形とでは、複雑な方をより好んで見る。その他にも、なじみのあるものに選好を示す場合もあれば、逆に新奇なものに選好を示す場合もある。何ものかに好みを示し、反応する傾向はヒトにおいて生得的なものとして考えられている。

では、比較のなかからどちらか好みのものを選択する脳の働きはどのようになっているのだろうか。ポーラスとフランクは、画面上の左右に対提示されている二つの飲み物（ボトルや缶、グラスのさまざまな飲み物）のうち、どちらが好きかを答えさせる場合（選好課題）と、どちらがボトル、缶なのか特定のカテゴリかを答えさせる場合（弁別課題）とで、脳の活動にどのような違いがあるかをfMRIで調べた。その結果、中前頭回という前頭葉の中央部が、弁別課題よりも選好課題において活動が高まっていることが判明した。その場所は意思決定、つまり決めるということに関わる場所だ。

比較のなかからどちらが好ましいかを選択するのと、それぞれに対しての好ましさを感じるとのでは何が違うのだろうか。たとえば、香水を選ぶ場面を考えてみよう。一つひとつの香水の匂いを嗅いで、それぞれの評価を行い、それらを比較して一つの香水を選択する場面だ。

ロールズたちの研究では、MRIのなかにいる実験対象者に、特殊な装置を用いて匂いのする空気を送って、嗅いでもらっているときの脳の活動を計測した。匂いは全部で四つあり、心地よい匂いもあれば、悪い匂いもある。そのうちの二つをペアにすると一二の組み合わせができる。実験参加者には、一つの試行で二つの匂いからなるペアを嗅いでもらう。たとえばAという匂いの空気が二秒間送られ、六秒間新鮮な空気が送られたあと、Bという別の匂いの空気が参加者に送られる。このとき、二つ目の匂いの主観的な心地よさを評定するときの脳の活動を調べている。

二つの匂いの相対的な価値づけに関して、つまり、二つ目の匂いが一つ目の匂いに比べてよい匂いだったか悪い匂いだったかについて脳活動をみていくと、二つ目がよい匂いだったときには眼窩前頭皮質前外側部の活動が高まり、悪い匂いだったときには島皮質前方部の活動が高まることが示された。一方で、一つ目の匂いに関係なく二つ目の匂いの心地よさの評定について活動する脳部位については、心地よさが高いと眼窩前頭皮質内側部の活動が高くなることがわかった。これらの脳部位のそれぞれの機能について細かく述べないが、比較としての相対的な価値づけと、特定の一つの絶対的な価値づけとが脳のなかで別の神経回路として機能していることがわかった。香水の選択場面で、それぞれに「良い匂いだ」と感じるのと、比較のなかからこちらの方が「良い匂いだ」と感じるのとは異なるということだ。

†好みはどのように形成されるか

テレビコマーシャルやラジオから流れる音楽のように、特定の感覚情報に繰り返し何度も接触することで、刺激への親しみやすさ（親近性）が高まり、好意が増すことが知られている。この効果を「単純接触効果」という。この効果は、繰り返し提示される情報に気づかない場合でさえ起きるといわれている。

クンスト＝ウィルソンとザイアンスによる実験では、観察者に対して、情報に気づかないほど短い時間だけ図形を視覚的に繰り返し提示し、提示していない図形を交えてどちらが好きかを判断させた。すると、観察者は見たことに気づいていなくても、繰り返し提示した図形の方をより好ましいとしたという。感覚刺激への接触頻度が高いほど好意度が増すという知見は、心理学では教科書に載るほど一般的なこととして捉えられている。

しかし一方で、新奇で目新しいほど好まれるという場合もある。南カリフォルニア大学の知覚心理学者、ビーダーマンらによると、顔や場所などのさまざまな画像を提示したときに、それらに特異的に反応する脳の場所（顔に対しては紡錘状回、場所に対しては海馬近傍）が刺激への接触回数が増えるごとに、活動量が低下するという。逆に考えると、何度も提示されてなじみのあるものは少ない脳の活動で処理できるとも考えられる。新奇な対象の処理は、それだけ脳に負荷がかかるのかもしれない。

つまり、見ることで、好みが変化していると考えられる。好きだから見るだけではなく、見ることで好きになるという好みの形成過程が脳の中にあるということだ。この問題は、人は悲しいから泣くのか、泣くから悲しいのかという問題において、生理的反応が感情に影響することを唱えた「ジェームズ＝ランゲ説」と同じ文脈で問題を考えることができる。

カリフォルニア工科大学の下條信輔らは、視線と選好の関係を実験的に調べることで、「見るから好きになる」という行為が好みを形成することを明らかにしている。下條らが行った実験では、観察者にコンピュータのディスプレイに二つの顔画像（あらかじめ魅力度が同程度になるように操作されている）を並べて観察者に提示し、どちらがより魅力的であるかを観察者に判断させた。そのときの選好がボタン押しによって決定されるまでの間、観察者が二つの顔の間でどのように視線を動かすのかを調べ、二つの顔に対する注視の配分を調べたのだ。その結果、どちらか一つの顔を選ぶ一秒くらい前から、視線の向きが偏り始め、選択する顔に対する注視の割合が八〇％程度になった時点で、好ましい顔を選択することを示した。

選択に先だって、結果的に選択する方へと視線が雪崩現象のように急激に偏るという意味で、彼らはその現象を、視線の「カスケード現象」と名付けた。この現象は、より丸い顔を選ぶといった弁別判断や、魅力的でない方を選ばせる場合には起こらないという。

面白いことに、目隠しをして織物の手触りで気に入った方を選ぶ課題でも、最終的に選ぶ方を徐々により長く触る傾向、つまり、カスケード現象が見られている。こっちが好きだ、という自覚的な判断に先立って、視線や手の動きが無意識的に選ぶ方に偏るということであり、もっと踏み込んでいえば、行為を操作することで、好みを操作することができるということでもある。

†好みは選択で誘導される

イソップ童話に「すっぱい葡萄」という話がある。たわわに実ったおいしそうな葡萄の木をキツネは見つけるが、手が届かないほど高いところにあって食べることができなかった。するとキツネは「どうせこんな葡萄は酸っぱくてまずい」と、悔しさいっぱいに立ち去ってしまうというものだ。葡萄をあきらめるかわりに、「葡萄はすっぱくてまずい」と好みをすり替えているわけだ。

心理学では、このような現象をいくつかの概念をもとに説明してきた。たとえば、一つの説明の枠組みは、解釈を歪めることで自分の行動の結果に一致させようとする「合理化」に基づくものだ。他にも、成功や失敗といった行動の結果に対して、人はさまざまな

「原因帰属」を行うことによって意識と結果のギャップを埋めようとするという説明もある。原因帰属理論では、成功・失敗の原因は、統制の所在（内的／外的）、安定性（安定／不安定）、統制可能性（統制可能／不可能）という三つの次元をもとに解釈されるという。どの位置に帰属するかは、時と場合とパーソナリティなどによる。テストの点が悪いと、「努力が足りなかった」（内的・不安定・統制可能）と解釈することもあれば、「問題が難しかった」（外的・安定・統制不可能）と解釈することもある。結果の解釈の是非にかかわらず、どのように帰属するかで、その後の感情や行動が変ってくるという。

さらに、自分の行動と結果と自分の意図や好みが一致していないときに、意図の解釈や好みを後づけ的に変化させることで、変えることのできない行動の結果に整合性をもたせようとする「認知的不協和」という考え方もある。行動の結果は変えられないのだから、行動の意図や好みの方を変えてしまってつじつまを合わせようとする人間の心理を説明している。つまり、私たちの行動の意味は、結果次第で容易に変ってしまうということだ。

五〇年以上前に、社会心理学者ベーレムが行った実験では二〇〇人を超える女子大学生を対象に、コーヒーメーカやトースターなどの同程度の価格の家庭用品について、お気に入り度を評定してもらった。その後、お気に入り度が同程度の二つの品物をペアにして見せ、どちらがより好ましいかを選んでもらった。さらにその後、はじめと同じようにお気に入り度を評定してもらった。そうすると、二つのペアから「選んだ」品物を事後の評定ではより高く、「選ばれなかった」ものをより低く評価したのだ。

ベーレムの研究から五〇年経って、ロンドン大学のシャーロットらが行った最近の研究では、観察者に休暇を過ごすためのさまざまな地名を提示し、行けるとしたらどれくらい嬉しいか、その魅力度を評定してもらった。その後、二ペアの無意味な文字（無意味であることは観察者には知らされていない）を、二ミリ秒というほんのわずかな時間だけ見せ、どちらの地名がより魅力的かを強制的に選んでもらった。観察者がボタンを押して回答すると、バカンスを過ごすのに魅力度が同程度の地名を二つ提示した。観察者には選んだはずの地名と、選ばなかったはずの地名を同時に提示したことになるが、実際には観察者が選んだものではなかった。そして最後に、ふたたび地名の一つずつに対して魅力度を評定してもらった。そうすると、選んだと思い込んでいる地名に対して、観察者の事後の評定が高くなったのだ。シャーロットらの別の実験では、事前・事後の地名の魅力の評定の課題の間に、観察者に同程度の魅力度の二ペアの地名を見せるが本人には選ばせずに、コンピュータがどちらかを選んで見せた場合には、事後の評定は事前に比べて変化しなかった。つまり、観察者が瞬間提示された地名が意識されなくても、「自分で選ぶ」ことで好みが変ってしまうことを意味する。

彼女らのさらに別の研究では、無意味文字を瞬間提示したわけではないが、休暇を過ごすのに同程度の魅力をもつ地名二つを並べて提示して、観察者にどちらか一つを選んでもらった。その課題の前後で、一つひとつの地名に対して行けたらどれくらい嬉しいかを評定してもらったが、先ほど紹介した研究と同様に選んだ地名については好ましさが上がった。この研究で彼らはｆＭＲＩを使って、評定時の脳の活動をとらえた。選ばれた地名の評定について、事前と事後とで評定値が変るほど、尾状核の活動が大きく変化することが明らかになった。尾状核は運動や行動の学習において重要な役割を果たすとともに、報酬系の一部として、快と結びついている脳の一部だ。自分で選択することで喜びや好みが増すというのは、脳の働きとしても証明されたわけだ。

さらに、玉川大学の出馬らによるｆＭＲＩの研究では、コンビニなどに売っているお菓子など簡単に手に入る食べ物のなかから、自分の好きな食べ物をあきらめざるをえなかったときに、その食べ物に対する好みが変化するかを、自分で商品を選ぶ場合と、コンピュータによって勝手に選ばれる場合とで比較して調べた。シャーロットらの実験と同じく、事前評定・事後評定の間に、選択課題が挿入された。しかし、シャーロットらの結果とは違って、評定値は観察者が自ら選んだものについては二度目の評定で好ましさが上がることはなかったが、選ばなかったものに対する評価は低くなっていた。その時、尾状核を含む線条体、つまり報酬や好みに関連する脳部位の活動が変化した。それと同時に、認知的不協和とよばれる不快な感情、つまり「すっぱい葡萄に違いない」という気持ちの喚起に、前部帯状回や前頭前野背外側部という脳部位が重要な役割を果たしていることを明らかにした。これらの場所は、問題解決や感情のコントロールに関連した場所でもある。

これらの実験結果は、好みが選択を引き起こすだけでなく、選択によって好みが誘導されることをあらわし、なおかつ、自分の意思で主体的に選ぶことが、その後の感情に強く影響することもあらわしている。

†美術作品への好みの個人差

美術に話を戻そう。脱線のきっかけは美術品のオークションの話からだった。一〇〇億円でも欲しいと思ってピカソやムンクの絵を買う人も入れば、一〇〇〇円で入手できる印刷レプリカで十分だという人もいる。そもそもピカソの絵を見ても何とも思わない人や、むしろ嫌いだという人も多いだろう。

美術作品への好みの個人差について調べた研究は意外と少ない。個人の特徴としてまず思い浮かぶのは、年齢や世代、性別によって好みが違うのではないかということだ。もちろん、美術経験の差や、どれくらいの頻度で展覧会等に行くのか、あるいは経済状況によっても違いがあるかもしれない。加えて、パーソナリティ（広い意味での個人の「性格」）も問題になるだろう。

イギリスで行われたある研究では、一三歳から九〇歳に至るまでの老若男女、合わせて九万人以上の芸術の好みを調べている。調査対象者はパーソナリティ検査を受けるとともに、キュビズム、ルネサンス、印象派、日本画など（図11）二四の絵画に対する好みの検査が行われた。

そこで行われたパーソナリティ検査の理論は、五因子特性モデルという五つの特性（他と区別される性質）によってパーソナリティが構成されているというもので、現在のパーソナリティ理論の主要な考え方となっているものだ。五つの特性とは、外向性（社交的で活動性が高い）・調和性（温和で協力的）・勤勉性（誠実でしっかりした）・情緒安定性（不安や心配がない）・開放性（独創的で想像力に富んだ）というものだ。パーソナリティは長い目で見れば変りうるものだが、瞬間的に（あるいは数カ月、数年程度では）豹変するものではない比較的安定した個人の特徴を表している。

多くの人が予想するように、その研究では、年齢や性別の違いが絵画への好みに現れた。男性はキュビズムやルネサンスの絵画に、女性は印象派絵画や日本画に高い好みを示し、若い人はキュビズムに、年配の人は印象派絵画や日本画に好みを示した。確かに、これら

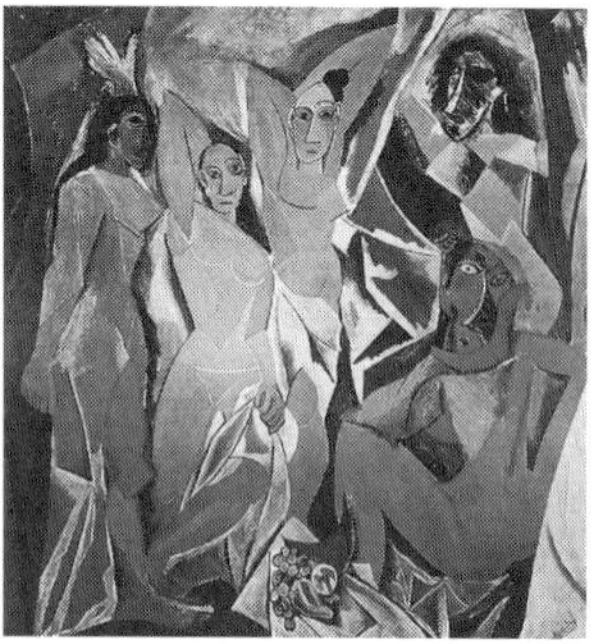

キュビズム

ピカソ『アヴィニヨンの娘たち』

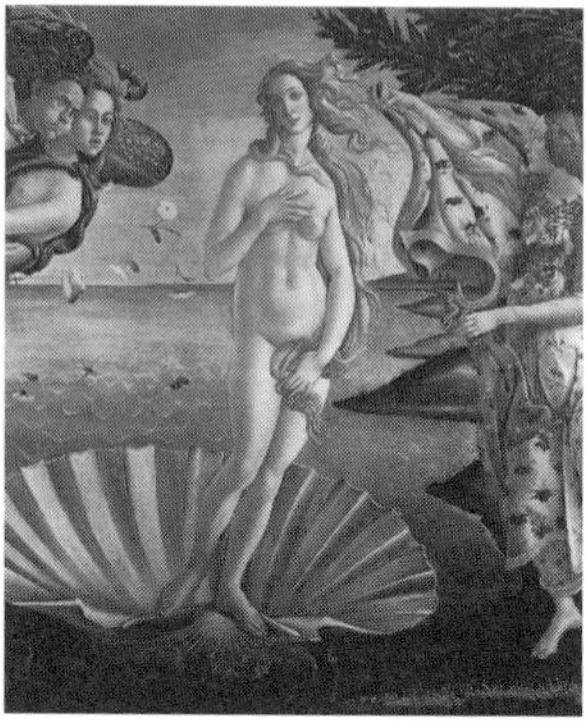

ルネサンス

ボッティチェリ『ヴィーナスの誕生』

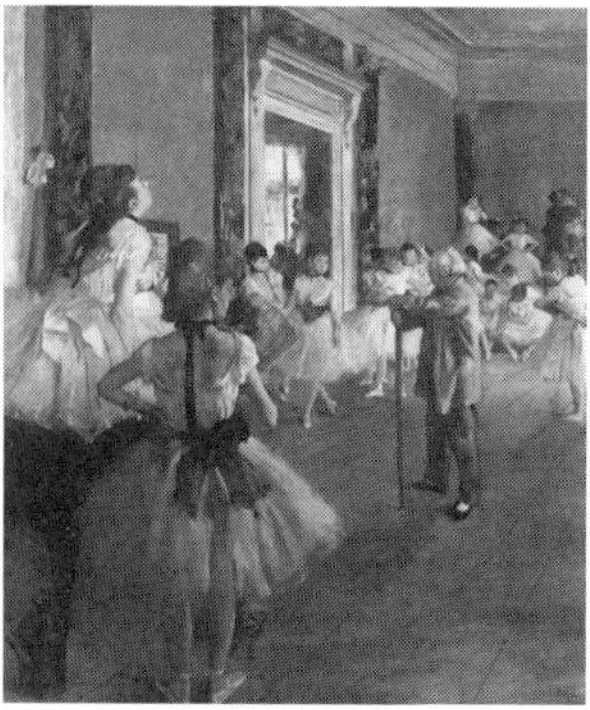

印象派

ドガ『ダンス教室』

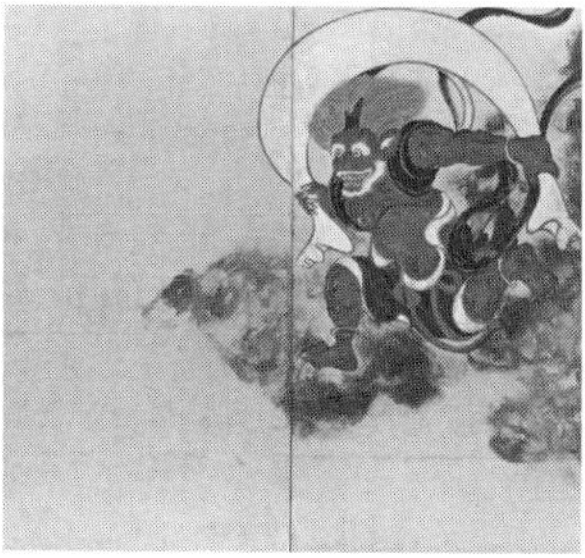

日本画

俵屋宗達『風神雷神図』（右隻）

図 11　好みの違いが表れた四つの絵画カテゴリー

のような性別や年代差のような個人差の要因も絵画への好みに関係しているが、それと同時に関与するのが、パーソナリティの違いだ。たとえば、調和性と勤勉性が高く開放性が低い傾向にある人は印象派絵画をより好み、外向性の高い人はキュビズムを好む傾向にあったという。日本人は印象派が好きだとよくいうが、なるほど調和性と勤勉性を重んじる国民性が反映されているのかもしれない。しかし、これは勝手な想像に過ぎない。

また、イギリスで行われた別の研究では、スリルや冒険を求める傾向にある人は具象画を好ましく評価する傾向にあるが、これはパーソナリティの勤勉性の高い人や、また社会的態度として保守的傾向を示す人にも同様のことが認められるとしている。その反対に抽象画やポップアートのような現代美術を好む傾向にある人というのは、調和性の低い人や、気質（生まれ持った反応の傾向）として衝動を抑えがたい傾向（脱抑制ともいう）にある人がそれにあたるという。

†画家の名前を意外と知らない大学生

私が担当している大学の授業のなかで、「画家の名前を思いつく順番に五名全ての名前を挙げてください」というごく簡単な質問をして、紙に記してもらった。受講者は文学部の一年生八〇名。そのほとんどは二〇歳前後の若者だ。この質問に対して、意外にも五人の名前を挙げることができない学生も少なくない。それに、一年間に一回でも美術館に足を運ぶ学生は少数派だ。

大学生が名前を挙げたうち、どんな画家がトップテンに入るかというと、順に、ピカソ(回答者五六名)、モネ(五三名)、ゴッホ(五〇名)、ルノワール(二四名)、ダリ(一九名)、ダ・ヴィンチ(一七名)、マネ(一七名)、レンブラント(一一名)、フェルメール(一〇名)、ドガ(九名)となった。そのうち印象派(後期印象派を含める)が、ほぼ半数を占めた。しかし、後期印象派とされるセザンヌは八〇名中六名しか名前を挙げておらず、同じ後期印象派とされるゴッホに比べると八分の一に過ぎない。

小学校の図画工作や中学校の美術の教科書を一通り調べて、そのなかで掲載されていた絵画作品五点を示して、同じ大学一年生向けの授業のなかで、知っているかどうかを尋ねみたりもした。俵屋宗達の『風神雷神図』、ゴッホの『一二本の向日葵』、ミレーの『落穂拾い』、ミロの『アルルカンのカーニバル』、ピカソの『ゲルニカ』の五点である。そのうち『風神雷神』や『ゲルニカ』、『一二本の向日葵』は九〇%程度の学生が知っていたが、『落穂拾い』で五〇%ほど、『アルルカンのカーニバル』になると一〇%くらいしか知らない(あるいは覚えていない)。ちなみにセザンヌのサント゠ヴィクトワール山の一連の作品を見せたときには八〇名中二〜三名しか知っていると手を挙げなかった。このように、ピカソやゴッホは知られているのに、それ以外となるとほとんど知られていないのが現実なのだ。

†観念的なゴッホ、経験的なセザンヌ

二〇一〇年一〇～一二月、東京六本木にある国立新美術館では「ゴッホ展」が開催されていた。東京での開催は七〇日間であったが六〇万人弱が訪れた。私が見に行ったのは、開催後まもなくの一〇月末。入場に列をなすほどではなかったが、壁に掛けられた絵画に沿って、二重三重にもなって人々が熱心に絵に見入っていた。

今でこそ『ひまわり』や『夜のカフェテラス』『星月夜』など、鮮やかな色彩と大胆な筆遣い、影をあえて無視した南仏の光を浴びた風景などで知られているファン・ゴッホだが、生前には『赤い葡萄畑』一枚しか売れなかったといわれている。ゴッホの画家生活は一〇年というとても短い時間であったが、彼は九〇〇点もの油彩画を描いた。ゴッホの画家生活は波瀾万丈であった。特に、ゴーギャンとの共同生活と別離、片耳をそぎ落とした話は有名だ。晩年は精神の病を患いながらも、土地土地に感じる自然の美しさに魅了され、絵を描き続けた。晩年といっても、彼が亡くなったのは三七歳。今の私とほぼ同じ齢だ。

ゴッホの人生は多くの伝記やメディアを通じて知られ、ほぼ伝説化している。それに比

べてセザンヌは、ピカソやブラックらを代表とするキュビズムやマティスなどの多くの画家に影響を与え、「近代絵画の父」とまで言われながら、その大衆的人気はゴッホに比べると低いと言わざるをえない。二〇一二年三～六月にゴッホ展と同じ国立新美術館で「セザンヌ――パリとプロヴァンス」展が開かれたが、すばらしい展覧会であったにもかかわらず、ゴッホの六〇万人近くの来場者に比べれば少なかったと言わざるをえない（二〇一二年八月時点での総来場者数は不明）。

西洋美術史の研究者、圀府寺《こうでら》司によると、アメリカの美術史家ロバート・ジェンセンはシンポジウムの発表のなかで「セザンヌとファン・ゴッホの名声の伝播速度の違いを論じ、セザンヌの受容を『経験的』empirical、ファン・ゴッホのそれを『観念的』conceptualと名付け、『経験的』受容よりも『観念的』受容の方がはるかに速く伝播するという主張を展開した」という。さらに圀府寺は、セザンヌから感動を受け取るには、何よりまず絵の前に立ち、絵のよさを感じ取れるだけの「眼」が要求されるという（また氏はセザンヌの生涯は退屈だ、と述べている）。直接見るためには美術館に行く必要があるため、その絵が多くの人に受容される速度は非常に遅くなってしまう。それに対し、ゴッホの場合には多くの伝記や書簡などを通して、彼の波乱に満ちた人生に「観念的」に感動し、オリジナルの作品を見ずとも彼の作品はより速く広く伝播したという。

このように、芸術家が知られるというのには、ある種の「観念的」なドラマが必要なのかもしれない。このことは意外にもアートの重要な側面なのだと思う。しかし、芸術作品そのものの評価と芸術家への評価とを区別することは難しいとはいえ、その問題点については注意が必要だ。

†美の個別性と共通性

私たちはシュルレアリスムの作品を見て不思議な感じや違和感を覚えたり、イタリア宗教画を見て荘厳さを感じたりする。しかし、それらに感じる違和感や荘厳さというのは、ある程度、作品に意図的に表現されたものだ。シュルレアリスムの画家、ルネ・マグリット(一八九八―一九六七)は『光の帝国』とよばれる連作の絵画の表現において、明るい昼の空の下に暗い夜の光景を描くことで作品に違和感を与えようとした。彼は「夜と昼の同時的な想起は、われわれを驚嘆させ、魅了するだけの力をもっている」と述べている。

しかし、違和感のように特定の印象を意図的に描き出すのと違って「美しさ」を描き出すことはそう簡単なことではない。美術史家のゴンブリッチは代表作である『美術の物語』のなかで、「絵の美しさは、かならずしも描かれた対象の美しさにあるのではない」と述べたうえで「何が美しいのか。やっかいなのは、美や好みの基準が人によって大きく違うということだ」と述べた。確かに、人が何を美しいと感じるのかは異なる。この問題は美の「個人差」に関わるものだ。先ほど述べたように、年齢や性別、パーソナリティの違い、さらには文化的背景や個人的感情など、さまざまな要因が美の個人差には関係する。

近代哲学の巨人の一人、イマニュエル・カントは「快適なものに関しては、各人が各様の趣味をもっている〔趣味はさまざまである〕という原則が当てはまるのである。ところが美については、事情はまるで違ってくる……（中略）……もしその物が、彼に対してだけ快いものなら、彼はそれを美と呼んではならない」と述べ、我々が他者に向けて要求するものは、快適一般に関する判定能力としての趣味に過ぎず、それを「一般的（general）規則（経験的規則は、すべてこのようなものである）にすぎないのであって、普遍的（universal）〔即ちア・プリオリな〕規則ではない、しかし美に関する趣味判断が確立しようとするところのもの、或は要求するところのものは、まさにこの普遍的規則なのである」（傍点は訳本による）という。

美は、個別的に存在するということはなく、あくまでも個別の基準や好みの傾向（趣味）があるに過ぎないのかもしれない。しかし、私たちは素朴に「美は、私たち一人一人の心や脳の中にある」ことを疑わない。

また、本書では美の「個別性」として、人それぞれにおいて異なる美の個人差ではなく、作品に表現される視覚の要素、つまり、色や動き、形、対称性、複雑さなどの個別の特徴がもたらすものを考慮する。神経生物学者のゼキは、視覚の特徴の各々が、個別に処理された後に組み合わされて統合され、意識される過程を例に、「おそらく、個々の美感と高次の美感との関係は、機能的に特殊化した個々の視覚領野における活動と脳の中の統合された視覚像との関係と同様のものと思われる」と述べる。そうであるならば、感覚の特徴に個別の美があってもおかしくはない。たとえば、色の美しさ、肖像画の美しさ、風景画の美しさ、という個別性である。

私が次に問題にするのは、美しいと感じているときの脳の働きについてである。個別化された視覚特徴としての「何が」ではなく、プロセスとして「どのように」美しさが感じられるのか、について考えたい。何を美しいと感じるかではなく、美しいと感じている際の体験としての美には、個人差を超え、共通した脳の働きが反映されているのではないだろうか。そこには、感覚の特徴における美の「個別性」を超えたところにある美の「共通性」を見いだすことができるのではないだろうか。つまり、美の対象への「個別性」は前提としながらも、そこに現れる美には体験されるべく「共通性」が含まれている。だからこそ、哲学者が指摘するように、私たちには共通理解されうる「美」という概念があるように思える。

†脳は美をいかに感じるか

人々が美しいと感じる対象はさまざまだが、それらを美しいと感じるときの脳の働きは共通したものがあるのだろうか。この問題を考えるとき、その補助線として「美しい」という感覚の反対の概念である「醜い」という感覚についても考えていこう。ただ、ここで「反対の」というのは、美しいと醜いとが連続した一つの尺度（ものさし）の両極にあるという、素朴な前提に過ぎない。美しいと感じるときと、醜いと感じているときとで脳の働きを比べてみて、同じ脳の場所（一つかもしれないし、複数かもしれない）が、一方には興奮的に、もう一方には抑制的に働くのであればそれは一つの尺度の両極であると捉えることができるだろう。しかし、美しいと醜いとでは、それぞれ別の脳の仕組みが反応を示す可能性もある。

私たちが行った研究では、肖像画、風景画、静物画、抽象画それぞれ九六枚、計三八四の絵画の画像を観察者に見てもらい、「美しい」「どちらでもない」「醜い」という評定判断を行っているときの脳の活動をｆＭＲＩで捉えようとした。そうすると、美しいという評定判断に応じて、眼窩前頭皮質内側部の活動が、一方、醜いという評定判断に応じて左脳運動野の活動が変化することが明らかになったのだ。眼窩前頭皮質内側部は、美しいと感じるときには活動が高まるが、醜いと感じるときには活動が低くなる。一方、左脳運動野は、醜いと感じる時には活動が高まり、美しいと感じる時には活動が低くなる。つまり、美しいに対応する脳の場所と、醜いに対応する脳の場所はそれぞれ別でありながらも、それらがトレードオフの関係にあるということが分かる。トレードオフというのは「一方を立てると他方が立たない」というように両立し得ない状態のことだ。つまり、美と醜とは、お互いに関係し合いながらも、独立した概念だと考えられる。

眼窩前頭皮質内側部は、先ほどから述べてきたように、報酬と関連する脳の働きを持つ。報酬が得られたとき、あるいは報酬が得られると分かったとき、さらには報酬を得ようという意欲に駆られている時でさえ、この脳部位は活動を高め、快の感覚を伝えようとする。

それに対して、醜いと感じるときに強く活動する左脳運動野は、体(特に右半身)を自律的に動かすときに活動を高める。それ以外にも、社会規範から逸脱した場面を観察したり、怒り顔などの不快な刺激を観察したりしても活動を高めることが知られている。これは、嫌なことから回避したい、防御したいという行動の生起につながっているからだと解釈できる。脳神経科学者のマイケル・ガザニガは、私たちの研究で示された、醜さに対する運動野の働きについて「私たちが生まれつき危険を避けるのが最も得意ですばやいことを思い起こせば合点がいく。私たちの情動は、危険を不愉快あるいはネガティブと分類す

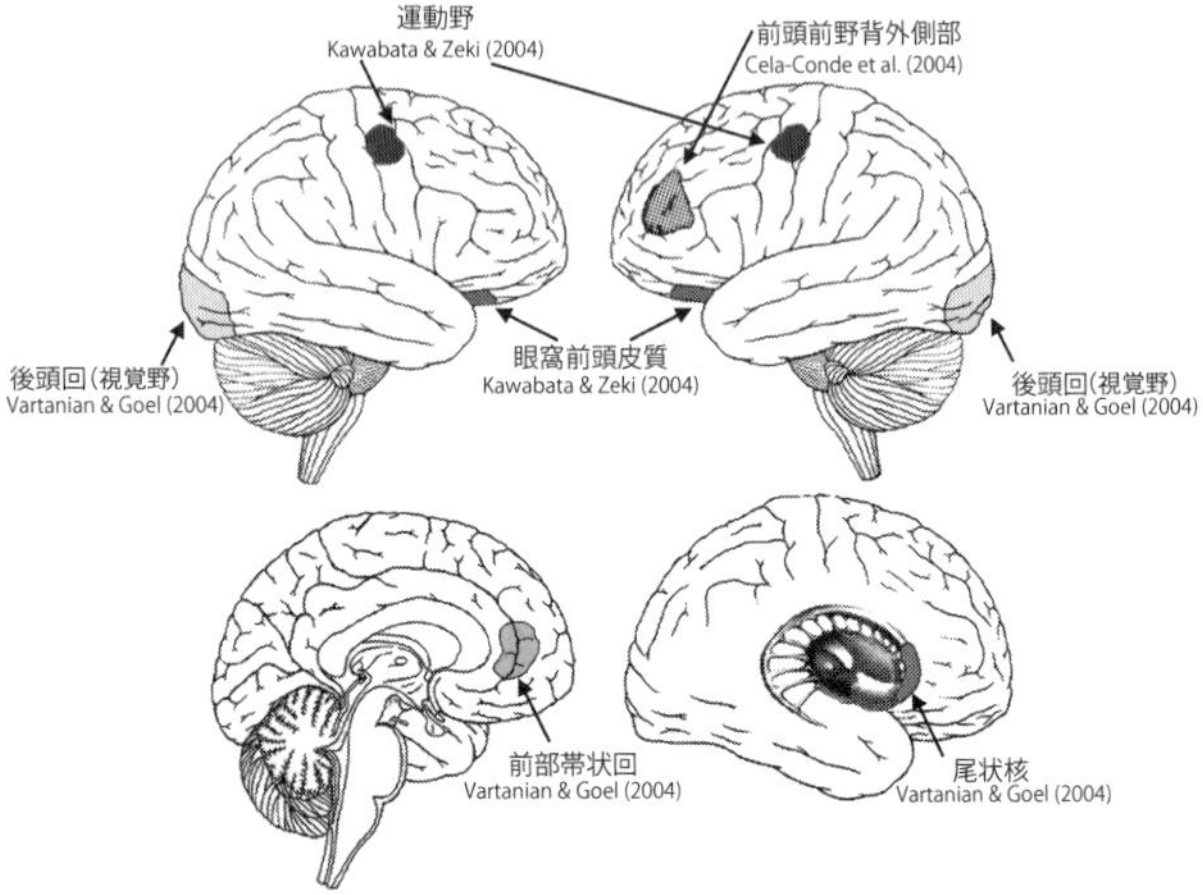

図12　美と関連する脳の部位

る」と述べている。

この実験は、私がロンドン大学に留学している時に行ったものだ。ロンドン大学にはイギリス人に限らず、世界中から学生が集まっているため、さまざまな国からの留学生に実験に協力してもらうことができる。実験ではイギリス、ドイツ、ノルウェー、韓国、日本などさまざまな国の人を対象に行われた。参加者個別の脳を解析すると、各観察者が美しいあるいは醜いと感じる時の脳活動は、人それぞれ異なっていた。それに、どのような作品を美しいと思うかにも違いが大きかった。しかし、それでも脳の活動レベルで考えると、美しい／醜いと感じるその状態の限りにおいて、個々に異なる脳の活動のなかに、美と醜とにそれぞれ関係する共通した脳の働きが見てとれるのだ。

もう一つ言及しておくべきことは、美の対象としての個別性の問題についてだ。肖像画や風景画といった絵のタイプによって、美しい／醜いと感じられる際の脳の活動のパタンには違いがあった。肖像画が美しいと感じられるときには、眼窩前頭皮質内側部に加えて、顔という情報に対して強い反応を示す「紡錘状回」の活動がより高まることが示された。つまり、このような美の対象としての個別性は確かに認められるのだが、それは美の普遍的なメカニズムとの共応関係にあるのだ。たとえば、肖像画についての美しさは、共通性としてとらえられる眼窩前頭皮質内側部の活動と、個別性としてとらえられる紡錘状回の活動とが合わさっている。このことは、他のカテゴリーの絵画について美しさが感じられるときにも、脳の美の共通性の中枢の活動と、そのカテゴリーへの反応の個別性を示す脳部位の活動とが合さって示されてくる。

†美に対する脳科学の挑戦

私たちがこの研究を発表したのは二〇〇四年だった。実は時を同じくして、似た研究が他に二つ発表されている。一つは私たちと同じようにｆＭＲＩを用いたもの、もう一つは脳磁図（ＭＥＧともいう）という脳機能計測装置を用いて調べたものだ。視覚画像に対する美しさの評価や選好が脳のどの領域の活動を生み出すのか、問題意識としては私たちがもっていたものとほとんど同じだった。

私たちと同じようにｆＭＲＩを用いたドイツの研究者、ヴァルタニアンらは、実験の参加者に、抽象、具象の絵画をさまざまに加工して作成した画像を観察者に見せ、それらに対する美的好み（彼らの論文では aesthetic preference と書かれている）の度合いを五段階で評定させた。彼らの実験では、好みの度合いに相関する脳の場所として、前部帯状回と視覚野の広い範囲で強く活動を示し、一方で好みの評定が低くなると尾状核とよばれる場所の活動が低下した。

尾状核は、報酬系の役割のほかに、運動や行動の学習や感情の処理にも関与しているとされる。気分障害、特に抑うつ障害をもつ人は、そうでない人に比べて尾状核の活動が一般的に低く、そのような症状では、喜びなどのポジティブな感情が障害される。つまり、尾状核の活動が低下するということはネガティブな感情の状態にあるということだ。

二〇〇四年に発表されたもう一つの研究は、スペインの人類学者セラコンデらによる。絵画や写真を観察しているときに、美しいか美しくないかの違いの判断を観察者に求め、その時の脳活動をＭＥＧを用いて測定した。ＭＥＧは、ニューロンの活動に伴う磁界変動を検出するもので、脳の場所を正確に捉える空間精度は脳表部から脳深部につれて低下するが、時間精度が高いという特徴を持った計測技術だ。セラコンデラによる研究では、観察者に「美しい」か「美しくない」かの判断を求めており、美しいと判断する際は、特に左脳の背外側前頭皮質（DLPFCとよばれる）という前頭葉の上側部が、四〇〇〜一〇〇〇ミリ秒という時間遅れ（潜時）で活動を高めることが示された。つまり、視覚情報処理などに数百ミリ秒かかったのち、情動的な意思決定や問題解決などに関わっている背側外側前頭皮質が活動することがわかった。

我々の研究を含め、三つの研究の間には、それぞれで美に関連して活動する脳部位は異なるが、それぞれなりに理にかなっている（図12）。それにはfMRIとMEGという計測手法の違いや、美や選好のどのような側面を測定しているかの違いによって、それらの研究で得られた美に関連する脳活動部位には違いがみられている。私たちの研究では「美しい・どちらでもない・醜い」という美醜を対極に位置づけた尺度（測定のものさし）で測ったが、ヴァルタニアンらの場合は、美的好みの度合いを「好ましくない」から「非常に好ましい」までの五段階の単極型尺度で測った。セラコンデラの場合には、「美しい」か「美しくない」（醜いとは違う）の二値判断であった。これらのように、美のとらえ方も結果に影響を及ぼした可能性もある。

カリフォルニア工科大学の下條信輔のグループの研究では、二つの顔写真のうち、より

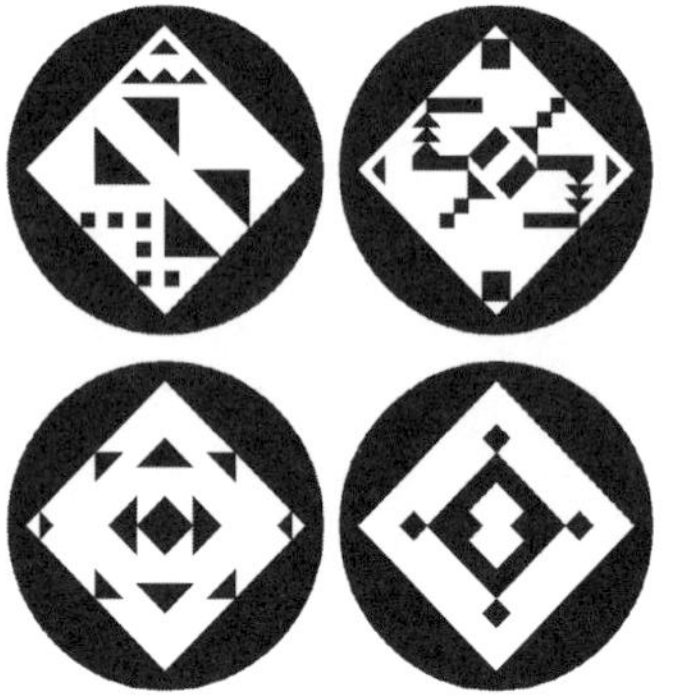

図13　ヤコブセンの実験で用いられた図形

好きな顔を選ぶ選好課題における脳活動をｆＭＲＩで測った。彼らの研究では、好ましさと対応して、尾状核と同じく線条体の一部である側坐核がまず活動を高め、その後に引き続いて眼下前頭皮質内側部が活動を高めることが示された。これまでにも見てきたように、線条体と眼下前頭皮質はともに報酬系とよばれる神経回路において重要な役割を果たし、多くの顔の魅力の評定に関する研究でも眼窩前頭皮質の活動が見られている。また、側坐核から眼窩前頭皮質内側部へと至る脳活動の順序性は、報酬系のドパミン伝達の順序としても一致する。ドパミンというのは、快や意欲、運動の調節などに関わる神経伝達物質であり、報酬系のニューロンで特に認められるものだ。

また、画像に対する美的判断は他の判断とはどのように異なっているのだろうか。ヤコブセンらによる研究では、モザイク状の図形を観察者が見て、図形が「美しい」か「美しくない」か判断しているときと、図形が「対称」か、「非対称」かを判断しているときの脳の活動の違いをｆＭＲＩで調べた。モザイク図形（図13）だと、画像を簡単に操作して複雑さを調整することができる。同じ画像を観察していても、何を感じるか、判断するかによって脳活動の状態は異なってくる。彼らの実験では、美的判断の場合、前部帯状回や前頭前野、下前頭回などの社会的な判断や意思決定に関係している前頭葉の活動がより高まるのに対して、対称性判断では視覚情報処理、特に形の処理に関わる脳部位の活動が高まることが分かった。このように美的判断と対称性判断とは、異なる脳の仕組みによっている。

†脳の中での美的反応は男女で異なる

このように示してきた美に関わる脳の仕組みは、文化や性別によって違いがないことを前提とした。一方、先ほど紹介したセラコンデらが行った別の研究では、男女それぞれ一〇名を対象にMEGを用いて、絵画や写真画像に対する美的判断に性差がどのように関わるか、男女の脳の仕組みの違いについて検討した。

そこで男女に脳活動に違いが見られたのは、後頭頂皮質という脳部位だった。その場所は、特に空間的な操作や注意に関係する。女性の場合は右脳・左脳両方の頭頂皮質が美しいと判断するときに、男性の場合は右脳の頭頂皮質のみが活動に変化がみられた。しかもその違いは刺激画像が提示されてから、ほんの三〇〇ミリ秒（〇・三秒）後という早い時間でさえ男女間に違いが現れたのだった。

その男女差の理由について、セラコンデは進化人類学者である彼らしく、私たちの祖先が狩猟採集生活をしていた時代の進化的淘汰圧に求めている。右脳の後頭頂皮質は絶対的な位置空間や方向など全体的な視覚的注意と関係しているのに対して、左脳のそこは物の特定の部分への注意に関係するといわれている。そして一般的に男性の方が全体的注意能力が高く、女性は相対的で部分的な注意能力が高いとも考えられている。確かに、私たちの祖先が狩猟採集生活をしていた頃、男性は狩猟を主な仕事とし、広い空間のなかにいる獲物を捕らえるために正確な位置関係の把握が必要であっただろう。そして女性は採集や家事を担当し、食べられる葉や実を素早く見つけ小さな違いに気づく必要があった。そのような能力を高める方向に進化の適応が見られた、という説明だ。

そのようにして形成された脳の働きの違いが、男女の能力の違いを生み出し、それが美術作品を見る時の脳の働きにも反映されているということなのだろう。そして、そのような能力の違いが生じたのはヒトとチンパンジーとが進化の段階で分岐した後のきわめて原始的な段階においてだとセラコンデらは述べる。この美術と進化の問題については、次章で詳しくみていく。

†欲望と美の連続性

さて、本章の最初の話題へと戻ってみよう。なぜ私たちは美術作品を見るのだろうか。このことは音楽についても当てはまる。ただあいにく美術の場合は音楽と違って手軽さがない。持ち運ぶという発想がない。美術館に行くか、あるいは画集や展覧会のカタログを見るか、インターネットで絵を探して見るか、という程度にすぎない。

誰もが名前を知っている精神分析家のフロイトは、幻想について「空想の中での生という領域から生まれ」「現実を吟味するという要求にはっきりと背を向けて、実現の困難な願望を充足しようとする」ものとした上で、「これは空想によって欲動を満足させようとするものであり、この方法の頂点にあるのが、芸術作品の享受である。芸術作品を創作できない人でも、芸術家の手助けによって、作品を享受できるのである」と述べた。つまり、現実にはかなわない願望や欲望を満足させる代理的方法として美術や音楽などの芸術が存在するというのだ。

欲望（欲求、あるいはフロイトのいう欲動）の代理的達成としての芸術作品の享受は、脳の働きとしては理にかなっていると考えてもよい。欲望も芸術に感じる美も、そのメカニズムは結局のところ報酬系という共通のものに支えられており、両者に連続性があると考えられる。原理が同じであるからこそ、欲望の代理として芸術の享受が成り立つのかもしれない。

†美と身体反応

さらにフロイトはこう述べる。「人生の目的として、美を重視するという姿勢をとることは、わたしたちを脅かす苦悩からの保護にはほとんど役立たないものの、多くの不幸を償う力がある。美を享受すると、どこかしら特別で穏やかな麻痺をかけられたような感覚を経験するのである」。確かに美しいものは苦痛を和らげる効果がある。トマッソらは観察者の手をレーザーで刺激して痛みを感じさせている際に、美しい、どちらでもない、醜いと感じられるいずれかの絵を見てもらい、その痛みの強さを主観的に評価させた。同時に事象関連電位という脳波の測定も行っている。そうすると、美しいと感じられる絵を見ているときに痛みが軽減されたと観察者は報告するという。そのとき、美しい絵を見たときだけ抑制される脳波の成分が前部帯状回あたりから検出されている。ペインクリニック（痛みを軽減させるための治療）における芸術作品の利用や、ストレスや心身医学における芸術療法の効果など、美や芸術の享受が身体感覚とどのような関係にあるのかについて明らかにするべき点は多い。

情動と身体の関係についての仮説の一つに、アメリカの脳神経科学者、アントニオ・ダマジオによる「ソマティックマーカー仮説」というものがある。この仮説は、私たちが意思決定をするときに身体反応が重要な役割を果たしていることを示唆するもので、意思決定の際に、過去の経験に基づく身体感覚や身体イメージが自動的に惹起され、これが意思決定に影響するというものだ。その基盤には、眼窩前頭皮質や島皮質の働きが大きく関わっているという。悪い結果をもたらすような決断をしなければならないとき、過去にそれに類似した経験があると、その内容がすでに脳で印付け（マーク）されており、脳が過去の情動と結びつくような身体反応を引き起こすように働き、結果的にその決定をしないように導くというのが概要だ。

芸術の享受体験はしばしば身体的な反応を喚起する。たとえば、美術作品を見て（音楽を聴いて）鳥肌が立つようなゾクゾク感を経験したことがあるだろうし、時として涙が誘われることもある。そのような情動と身体反応の関係はループ（循環反応）になっており、身体反応はさらに情動や感動を増強させることだろう。

マギール大学のザトーレのグループは、音楽を聴いたときの鳥肌の立つような感動体験に、中脳や線条体（特に側坐核）、島皮質、眼窩前頭皮質といった脳部位が活動を高めることを示した。すでに何度か出てきたように、それらの場所は報酬系であり、ドパミン物質の連絡経路となっている。さらなる最近の研究で、彼らは、ポジトロン断層法（ＰＥＴ）を用いてドパミン受容体と結合する化学物質の量を調べたところ、音楽を聴いて身体を反応させるほどのゾクゾク感を体験しているときに、鑑賞者は線条体からドパミンを分泌していることを突き止めた。ｆＭＲＩを用いた別の実験では、音楽への期待が尾状核の活動を、音楽を聴いて感動にあるときは側坐核の活動を高めることが示されており、まさに報酬系の中核が活動を変化させることが分かった。

彼らの研究では、ゾクゾク感と心拍や皮膚電位、呼吸などの自律神経系の身体反応との関係も調べ、相関関係にあることを示している。音楽だけでなく、美術作品が自律神経系の反応を引き起こすことも知られている。刺激画像が不快な場合には、自律神経系、特に心拍などに変化をもたらす。芸術作品を鑑賞してそれが身体的反応を引き起こすとき、脳内ではさまざまな活動変化が生じている。それがマーカーとなって、美的判断や体験と結びついて脳内に保存され、次に鑑賞するときに呼び出されている可能性もある。

†人はなぜ美術を求めるのか

この章で述べてきた多くの美に関する問題は「主観的な美」に関するもので、美が体験されているときの脳や心の働きについてだった。それに対して、「客観的な美」も想定できる。客観的な美とは、多くの人々が共鳴して求めるものであり、視覚や聴覚の特徴によって構成される。先に述べた美の「個別性」と関係するものでもある。それは生物学的なものでもあれば、特定の文化や社会においてのみ共有されているということもあるだろう。

美術家が「美術とはコミュニケーションだ」と述べることがあるが、美を求めるという行為の意味の一つには、人と人とがつながるということがあるのではないだろうか。そして長蛇の列に並びながらも展覧会に足を運ぶことは、鑑賞するという行為によって他の多くの鑑賞する人々とつながるということなのかもしれない。作品を通して画家や芸術家とつながることもあるだろう。そして、美によって引き起こされる脳内活動の変化は、自分自身の身体的な反応と結びつき、意識されるかどうかは別として自分自身の記憶や感情とつながるように思える。

フロイトは「文化的な要求のうちで、美と清潔さと秩序が特別な地位を占めることは明らかだ。これらの要求は、自然の威力の征服や、これから検討するさまざまな要因のように、生存のために不可欠なものでないことは明らかだろう。文化を有用性だけで判断すべきでないことは、美にたいする要求によっても示されたことである。……（略）……わたしたちは文化のためにも美を放棄したくないのである」と述べる。文化とは、人類自らが築き上げてきた共有されたものだ。そこには人と人との「つながり」がある。美とはそこに要求されているものであり、本章で述べたことは個人のなかでの脳の振る舞いにもとづいているのだ。

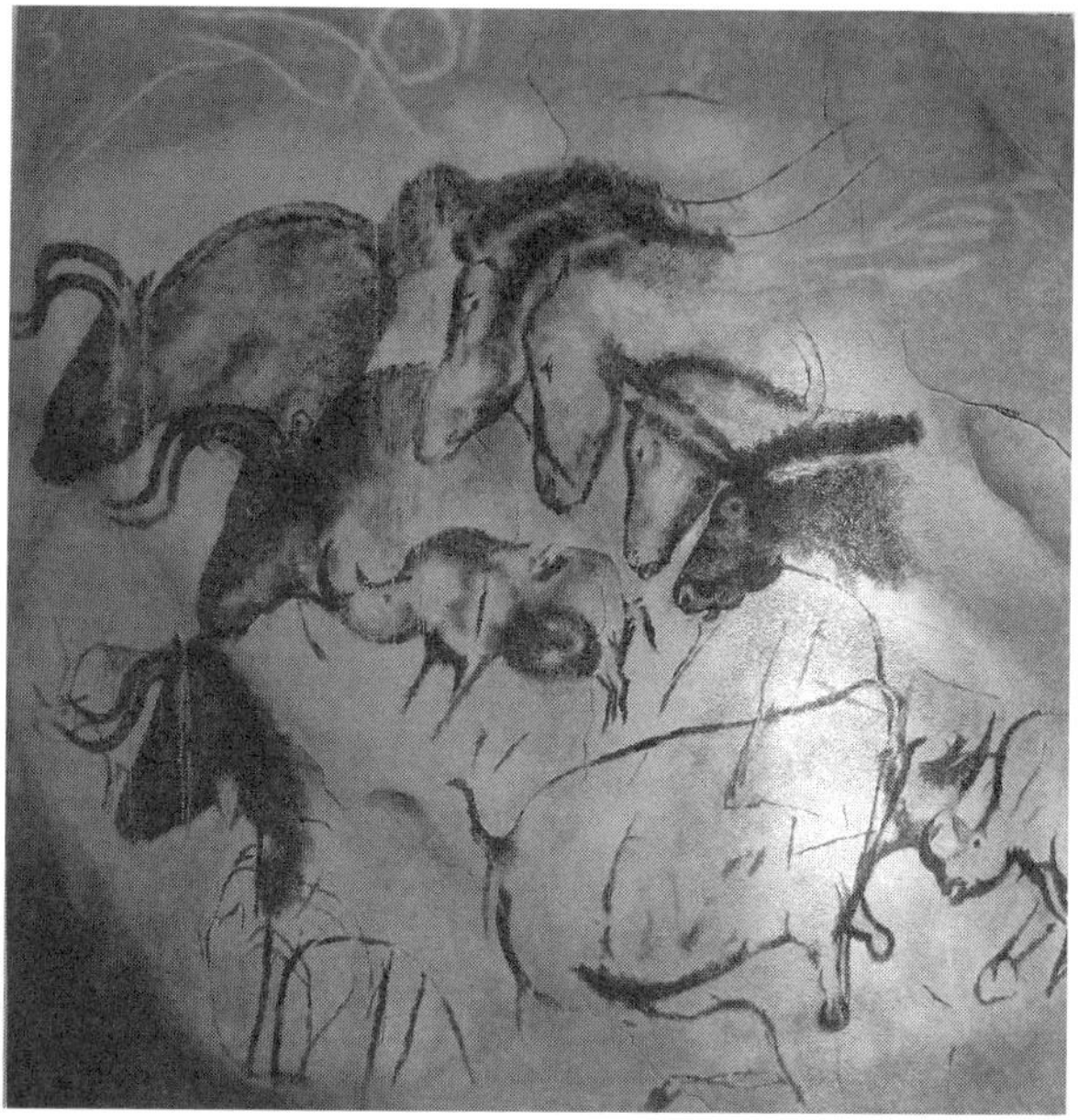

ショーヴェ洞窟の壁画（3万5000年前）

第三章

アートの進化をたどる

†進化の問題としてのアート

言語や音楽と同じように、美術や造形といったアートも、人類にとって文化や社会、時代に普遍の行為として見うけられる。それは狩猟採集民族でも同じだ。アジアやアフリカの熱帯雨林や乾燥地域など、世界中の一部の地域には狩猟採集を生業としている民族がいるが、彼らには自らが形成した文化と彼らのアートがある。オーストラリアの先住民族アボリジニーが描く岩絵やX線画（レントゲン撮影で見たように中身が透けて見える）、アフリカ原住民の木彫りなどから、多くの近現代の美術家たちが影響を受け、発想の原点としていたのも事実だ。

描いたり作ったりすることを楽しむのは、基本的にヒトだけだとされる。「基本的に」と前置きするのは、あとで述べるように、ヒト以外の大型類人猿でも自ら絵を描くという例があるからだ。では、進化の問題として、いつアートは生まれたのであろうか。

ヒトとチンパンジーが、同じ共通祖先から分かれたのは約七〇〇〜六〇〇万年前とされる。その後の複雑な進化の過程を経て、約二〇万年前に、現生人類つまりホモ・サピエンスの直接の祖先がアフリカ大陸に現れた。そして、アフリカという限られた地域で独自に進化し、一〇〜五万年くらい前に全世界へと広がり始めたという。その二〇万年前以前のヒトが進化的に形成されていく段階を「種形成段階」、その後に生物学的に完成されたヒトが世界に広がり、環境に適応していく段階を「構築段階」という。生物学的な意味での「ヒト」の誕生以来、アートは存在したのか。あるいはどの段階で生まれたのだろうか。

ヒトの種形成段階において、生命の維持や繁殖に役だった遺伝的特徴は子孫をより多く残した。それを進化生物学では「適応」という。クジャクの雄が大きく美しい羽を持つようになったのも適応として解釈される。クジャクの大きな羽は、決して生活の効率を高めるわけではない。むしろ目立ちやすくなり、危険な状況から逃げるのにも不利になることから、捕食される危険性が高くなる。

中国の動物園でパンダの飼育舎に入り込んできたクジャクをパンダが追いかけ回し、終いにはかみ殺してしまったというニュースがあった。その映像はYouTubeなどで見ることができる。パンダの予想もつかないスピーディーな動きにも、クジャクの飛びにくそうに疾走する姿にも驚かされた。そのクジャクが雄か雌かは定かでないが、雌でもそれなりに大きいのに、雄の大きな羽は生存上、不利であろう。それでもクジャクの雄は雌に向けて大きな羽を広げては、立派な羽を維持するために栄養のある食べ物を見つけ、丈夫な体を維持し、優良な遺伝子をもっていることをアピールする。

アートはヒトの進化において、クジャクの美しく大きな羽のようなものなのだろうか。

アートは適応の要素そのものだったのか、それとも適応の副産物だったのか。つまり、アートを生み出す能力や行為が、生命の維持や繁殖に役だった遺伝的特徴だったのかという問題がある。認知心理学者のスティーブン・ピンカーは、音楽を適応の副産物であり、聴覚のチーズケーキのようなものだと主張した。音楽はそもそもヒトの生存や繁殖に役立つものだったわけではなく、より快楽を生み出す神経回路を刺激して快を得るためのものだということだ（先の章で「報酬系」という言葉が出てきた）。視覚芸術に当てはめても同じことがいえよう。目を喜ばせるためのものとしてアートが位置づけられるということなのだろうか。

それに対して、人類学者のエレン・ディサーナーヤカ、美学者のデニス・ダットン、さらには進化心理学者のジェフリー・ミラーらは、アートとは、そして美を感じる心というのは進化に深い起源を持ち、アートの誕生の問題は、ヒトの心の進化に属するものなのだと主張する。アートや美がヒトの進化の要素だと主張する研究者の中でも、それが「自然淘汰」の結果なのか、あるいは「性淘汰」の結果なのかについては主張が分かれるところではあるが、やはり単なるチーズケーキ（快をもたらすもの）以上のものだと考えざるをえない。もし、アートが自然淘汰の結果であれば、ヒトが種として生き残るうえで、より環境に適応した特徴として結果的にアートを手に入れたということであり、アートが人類の生存上で不可欠なものだったということである。性淘汰の結果であるとすれば、アートの能力や表現をもったある個体（ヒト）が、そうでない他の個体よりも、繁殖に有利だったということだ。

この章では、アート／美術がどのように生まれたのか、その生物学的な起源について考えてみたい。まずはヒトの歴史からずいぶんと離れた鳥の話からはじめよう。ヒトだけを見ていても、ヒトのことは分からない。さまざまなヒト以外の動物の行動のなかにも、ヒトのアートの起源を知るための重要なヒントが隠されている。アートの起源を知ることは、まさに人間性の起源の理解へと通じている。これから見ていくように、アートとはきわめて生物学的な行為なのだ。

†ニワシドリの庭園

オーストラリアとニューギニアにだけ生息するニワシドリ科の雄鳥は、草や小枝でトンネル状（あるいはポール状のものを造る種類もいる）の「あずまや」（バワー）を作り上げ、その周りを花や木の実、貝殻、石などで見事に飾り立てる。あずまやとは庭にある休憩所のことをいう。動物の骨や空き缶でも、ニワシドリにかかれば立派なディスプレイ（誇示）となる。まさに「庭師」鳥なのだ。

あずまやの奥には小石や木の実などを敷き詰めたステージのような場所があり、雄は雌にさえずったり、踊ったりと求愛のディスプレイをする。あずまやは巣ではなく、ステージへとつながる小道（アヴェニュー）であり、雌を引き寄せるための仕掛けの一つだ。あずまやで雌は雄の歌声や踊りを見て、繁殖の相手として相応しいかを見極める。この科以外の鳥では、求愛のためだけに特別な構造物を作る種はいないといわれている。

最近の研究では、雄鳥がステージに敷き詰めた小石は、あずまやに近いところには小さいものが、遠くなるほど大きなものが使われていることが示されている。石の配置を工夫することで、バワーの中にいる雌の視点からはステージがより小さく見え、雄自体がより大きく見える。普通、遠近法では近くのものはより大きく遠くのものはより小さく見えるのが普通だが、それを逆にすると遠くのものがより近くに見えるようになる。より大きく見えるというのは、より近くに見せているということでもある。

ニワシドリ科の雄鳥は決して地味な羽衣をしているわけではないが、彼らは羽の色彩や模様を豊かにすることから、あずまやを誇示することへと求愛誇示の機能が転換していったとされる。そして地味な色をした種は、鮮やかな色をした種よりも、念入りにあずまやを作る傾向があるという。さらに、ニワシドリ科の脳の大きさが、あずまや作りの行動と関係しており、あずまやを作る種が、作らない種よりも大きな脳を持ち、複雑なものを作る種は簡素なあずまやを作る種よりも大きな脳を持っている。それだけ複雑なあずまや作りには大きな脳が必要だということだろう。

雄のディスプレイ能力が発達するまでには長い時間がかかり、雄の若鳥は試行錯誤しながらあずまやを作る。若鳥は、時には雄の成鳥のディスプレイを観察し、あずまやの主がいない時をはかってアヴェニューの中に入って中を点検することもあるそうだ。立派な庭師になるまでには、遺伝だけでなく学習（経験）が必要なのだ。

マイク・ハンセルは、ニワシドリの研究は、私たちが美を認識して楽しむようになった仕組みを理解することを助けると主張する。トンネル型のあずまやを作るマダラニワシドリとアオアズマヤドリの雄は、どちらも壁が対称的になるようにあずまやを作るそうだ。雌鳥には、そもそも対称性をもったものに好みを示すという特徴があり、雄鳥は雌鳥のこの対称性への選好という特徴をうまく利用するようにあずまやを作っているということだ。アートとは作り手の美を表現するものだが、それには他者の美が分からなければならない。必ずしも意識されるものではないだろうが、好みを利用することは芸術家の誰しもが行っていることでもある。

†ハトの鑑識眼

クジャクやニワシドリ類の行動を見てもわかるように、鳥類はとても視覚能力が高い。たとえば、ハヤブサは一八メートル離れた木の上から、ほんの二ミリの虫を見つけることができるほど優れた視力をもつとされる。ヒトの視力に換算すると二・六を超える。色覚や視力だけでなく、奥行きをとらえる力などさまざまな点で鳥類は高い視覚能力をもっている。視覚だけではなく、鳴禽類が歌で求愛をするように、それを聞き分けるための高い聴覚能力も持ち合わせている。

私たちの周りにいる鳥類として最も身近なハトは、マウスやラットなどのいわゆるネズミ類と並んで心理学では最も標準的に用いられる実験動物の一つだ。ネズミ類は優れた嗅覚や聴覚を持っているが、色覚に乏しいなど視覚研究にはほとんど向いていないとされてきた（最近ではネズミ類の視覚能力の高さも指摘されつつある）。それに加えて、簡便な実験装置の普及や研究方法の発展によって、比較的簡単にさまざまな実験がハトを対象に行われるようになった。眼球をはじめとした感覚器や脳の構造はハトを含めた鳥類とヒトとでは比べものにならないほど異なっているが、ハトの視覚能力はヒトのものと似ているところが多い。訓練によって、どのような「もの」や「こと」を区別することができるのかを、比較的簡単に調べることができるのが魅力だ。実際のところ、ハトは非常に鋭い鑑識眼を有していることが分かっている。

ハトは訓練によってどのような鑑識眼を持ちうるのであろうか。その先駆的な研究を行ってきたのが、大学で私の同僚でもある渡辺茂だ。彼は、ハトにモネとピカソの絵を見分けさせることに成功し、名誉ある（？）イグ・ノーベル賞を受賞した研究者である。訓練中のハトは、パソコンのモニタに提示されるモネの絵（印象派の絵画）をクチバシでつつくと餌がもらえるが、ピカソの絵（キュビズムの絵画）が出ているときにつついても餌がもらえないようにする（別のハトはピカソの絵をつつくと餌がもらえ、モネではもらえない）。この訓練を繰り返していると、ハトはモネの絵はつつき、ピカソの絵にはつつかないようになる。つまり、モネとピカソの絵をそれぞれ区別することができるようになる。そればかりか、訓練のときには使わなかった別のモネとピカソの絵を、それぞれ区別できるようになる。そのとき、モネの絵をつつくように訓練されたハトはルノワール（印象派の画家）の絵もつつき、ピカソの絵をつつくように訓練されたハトはブラック（キュビズムの画家）の絵もつつくようになる。つまり、特定の画家の絵を区別するようになったというよりも、印象派とキュビズムの絵画とを区別するようになったということができる。

ハトは何を手がかりにして印象派とキュビズムの絵画とを区別するようになったのだろ

うか。ハトは、色情報をなくしたモノクロの絵画でも、輪郭をぼかしたものでも同様に区別ができた。しかし、絵の上下を逆さまにすると、その区別はできなくなるようだ。さらに、渡辺の研究では、ハトは訓練によってゴッホとシャガールを区別することも、水彩画とパステル画を区別することもできるようになることが示されている。ハトは訓練によって「〜らしさ」を区別する（心理学では弁別という）ことができるようになるのだ。

†子どもの絵の上手い下手を見分けるハト

ハトに訓練することで、印象派とキュビズムの絵を区別することに成功した渡辺は、ハトに児童画の上手い下手を区別させることにも成功している。絵は小学校の子どもたちのものであり、子どもの絵の上手い下手は、まず学校の図工の教師によって、次に一般の人によって評価されたものだった。

ハトにモネとピカソの絵を見分けさせた実験のように、上手な絵をくちばしでつつくと餌がもらえ、下手な絵をつついても餌がもらえないようにして（別のグループのハトではその逆）訓練していった。そのようにして一五枚ずつの上手い／下手の絵に対して区別することが訓練できたら、訓練中にはハトが見ることがなかった別の上手い／下手な絵を見せたところ、きちんと上手い絵と下手な絵を区別することができるようになっていた。

実験では提示される絵の画像の大きさを小さくしても、絵の一部分を隠しても、ハトは子どもの絵の上手い下手を区別できたが、絵を白黒にしたり、絵に荒いモザイクをかけたりすると、ハトは見分けができなくなった。つまり、子どもの絵の上手い下手を決める要因に色情報や構図といった問題が大きいということでもあるのだが、その情報をハトはうまく利用していたということだろう。

もちろんハトが見分けることができたのは、芸術的な意味での美についてではないし、ハト自身が子どもの絵の上手い下手を評価しているものでもない。しかし、ハトとヒトとが共通して絵の「上手」「下手」を見分けているのには驚きだ。ハトが絵のなかに利用できる手がかりを探ることは、絵画の画像としての特徴の分析にも利用できそうだし、同様の手法はアートにおけるさまざまな概念の区別にも使えそうだ。しかし、ハトが子どもの絵に好みを示したわけでもないし、そもそもハトが絵を見て楽しんでいるかどうかも分からない。

†画廊のなかのブンチョウ

最後に紹介する渡辺らの研究は、ハトではなくブンチョウを対象にしたものだ。実験装置は、画廊（ギャラリー）を模した鳥かごである。鳥かごの中には三つのモニタがある。

三つのモニタのうち二つは日本画や印象派、キュビズムの絵が、残り一つには無彩色が提示される。絵は七秒ごとに別の絵に変るようにしてあった。一時間の実験時間で、ブンチョウがどのような絵の前の止り木により多く止るか、さまざまなジャンルの絵と無彩色を見ている時間とを比べることで、ブンチョウの絵の好みを調べたのだ。

実際のところ、どのような絵の前により長く止っているかは、個体によって大きく異なったようだ。どのジャンルの絵の前に同じように止るのではなく、ブンチョウに絵の好みが現れ、しかも個体差があるのだ。それでも、七羽中五羽が印象派よりもキュビズムの絵の前により多く止っていたという。

ブンチョウははたして印象派やキュビズム、日本画といったジャンルや画風を区別しているのだろうか。やはりハトと同様に、訓練によってブンチョウも弁別が可能になる。ブンチョウは、まず、絵の違いが分かっている。さらに、好みの違いによって絵の前に止っている時間が違うという。

このことは何を意味するのだろうか。絵のジャンルを区別する実験では、ハトやブンチョウは、訓練で正しく見分けることができれば餌がもらえる。このとき、刺激となる絵のジャンルと餌を結びつけ、反応や行動が強まることを「強化」という。画廊実験では餌は与えられることはないのにブンチョウは特定のジャンルの絵をより多く見ようとする。これは言い換えると、ある特定のジャンルの絵を見ること自体が強化になっている可能性がある。つまり楽しんでいる（あるいは快を得ている）可能性があるということだ。このような行動すること自体が強化となることを、心理学では「感性強化」と呼ぶ。

ハトが感性強化によって特定の絵に好みを表すことは示されていない。ハトとブンチョウの違いは何だろうか。ブンチョウは鳴禽類で音声によるコミュニケーションや歌による求愛ディスプレイがあるが、ハトはそうではない。だからといってハトの聴覚が弱いかというとそうでもなく、訓練によってバッハ（古典音楽）とストラビンスキー（現代音楽）の曲を聞き分ける。もちろん、ブンチョウも同じように聞き分けることができる。しかし、ハトは音楽に好みを示さないが、ブンチョウは示すようだ。不協和音が多い現代音楽は嫌いらしい。

感性強化を示す種と示さない種の違いは何だろうか。その答えはほとんど何もつかめていない。求愛ディスプレイやコミュニケーションの複雑さが、感性強化と何かしら関係しているとも考えられもする。ブンチョウのような鳴禽類の歌（さえずり）は求愛や親子の間のコミュニケーションにおいて複雑に形成されてきたが、ハトは歌わないが求愛のダンスはする。種間の違いを、系統発生的にもっと詳しく見比べてみる必要がある。

このように、アートや美をさまざまな動物種がどのように獲得するかを明らかにする研究は「動物美学」として位置づけられつつある。ヒトの場合でも、人類史上、アートを生み出す行為や美を感じることが、適応の副産物であることに留まらず、脳の進化に深い起源があるならば、人類史上のアートの起源を探るのも動物美学の役割かもしれない。

さて、次はヒト以外の霊長類、特に大型類人猿の表現について見てみよう。

†絵を描く大型類人猿

ゾウやイヌ、サイでも訓練次第では絵を描く。手を器用に使えないため、人が動物の口に絵筆を咥えさせて（あるいは足に絵筆を結び付けて）、絵を描かせるそうだ。千葉県にある「市原ぞうの国」のゾウ「ゆめ花《か》」は長い鼻で筆を持ち、驚くほど上手に文字や花の絵などの形あるものを描く。自然に絵を描くようになったかというと、そうではない。絵を描くことの一つひとつの行動（筆を持つ、筆を紙に当てる、線を引くなど）ができるごとに餌を与えながら訓練していく。絵を描くことが、訓練次第でできる動物がいる。しかし、それがアートかというと、そうだとはいえない。彼らが描くこと自体を楽しみにしている、つまり表現の感性強化があるかというと、そうではない。絵を描いたり、ものを作ったりするのを楽しむようになるのは、大型類人猿以外では知られていない。

二〇一一年四月三〇日に、多摩動物公園のボルネオオランウータンのモリーが亡くなった。モリーは戦後初めて日本にやってきた雌で、死亡した時点で、推定五九歳のオランウータンの世界最高齢の記録をもっていた。晩年には、色紙や画用紙に蜜蠟でできたクレヨンを使って絵を描くようになり、個展をも開く「モリー画伯」として知られるようになった。

彼女は訓練して絵を描くようになったわけではない。絵を描くことに自発性や楽しみがともなっていたという。描かれた絵は、ヒトの幼児の殴り書きとたいした違いはない。しかし、モリーと同じように、後になって絵を描くようになった他のオランウータンの絵を比べると、彼らの描画はそれぞれ異なり、個性らしきものがうかがえる。モリーが亡くなる二年ほど前、私は、多摩動物公園の飼育事務所で絵を見せていただく機会を得た。そこで聞いた話では、モリーの絵の色使いが気分によって変わるということだった。特に、仲間が死んだとき、その変化は大きかったという。悲しみがそこに表れていたのではないかというのだ。

名古屋にある東山動物園のスマトラオランウータンの雌、アキも画用紙にクレヨンで絵を描く。出産してすぐ子どもを亡くしてしまい、その落ち込みようから彼女の心をケアする目的で絵を描かせたのが始まりだったそうだ。実際、アキは死んだままの子どもをしばらく離そうとしなかったという。徐々に絵を描くことを学習するようになり、自ら描く意欲を見せることもあるようだ。絵自体はヒトの幼児のごとくであるが、やはり描くことを楽しんでいるようだ。

オランウータンだけでなく、ゴリラやチンパンジーでも絵を描くことを楽しむという事例はいくつも知られている。特にチンパンジーの描画については、百年程度前から観察、研究されてきている。チンパンジーも色を選ぶ。筆のタッチや色の配置に個性が見られる。オランウータンの場合と同じように、描く絵は殴り書きのように見えるが、基本的に画用紙から大きくはみ出して描くことはなく、何か図形が画用紙に印刷されていればそれに印を付けたり、線に線を直交させようとしたりする。構図にバランスをとろうとするともいわれているし、いくつも図形が印刷されていればそれらを線で結びつけたりもする。そこには、「意図」と「関連づけ」が見られる。

京都大学の齋藤亜矢は、チンパンジーとヒトの幼児の描画行動を実験的に比較する研究を行っている。彼女は、顔の線画が印刷された画用紙に、チンパンジーやヒトの幼児がどのように線を描くかを観察した。チンパンジーの顔が何の加工もなく印刷されたもの、片方の目だけが消されて印刷されたもの、両目とも消されて印刷されたもの、目や鼻、口といった顔のパーツが消され輪郭だけが印刷されたもの、といった顔の線画が印刷された紙に対して、チンパンジーとヒトの幼児がどのように反応するかを観察したのだ。

ヒトの幼児では、三歳にもなると、輪郭だけが残された線画であっても、そこに目や口、鼻といったパーツを描くようになる。一方、チンパンジーでは、輪郭やパーツの一部を塗りつぶすことはするが、消されて印刷されなかった顔のパーツを「補って描く」ことはないという。齋藤は、このチンパンジーの描画を、「画竜点睛を欠く」ものという。ヒトの幼児の場合には、「ない」ことを認識すると、技術的には未熟でも、その「ない」ものを補おうとするが、チンパンジーの場合にはそもそも補おうとすることができないのだ。

チンパンジーはでたらめに殴り書きをするだけではない。画用紙の画面の枠について理解しているし、色の好みもある。手の力の強弱をコントロールして線を描くことができる。すでに紙に「ある」ものをなぞり、印付けをすることもできる。それでも、「ない」ものを補うことができない。そのことがヒトの幼児とも大きく違う点だ。

道具を使うということ

そもそも自然界でチンパンジーやオランウータンは絵を描くことはない。しかし、いくつかの道具は作る。たとえば、チンパンジーは蟻塚に細い木の枝を道具にして穴に入れ蟻釣りをする。蟻塚の穴のサイズにあう木の枝の棒をいくつか準備することも知られている。大きな葉っぱをちぎって葉脈だけを巧みに取り出してそれを棒の代わりにするといった手の込んだことをするものもいる。そのほかにも、木の実を割るのに、割る石と置く石とを区別して使っているという例、さらには、葉っぱを柔らかいスポンジ状になるまで噛んで、木の幹の凹みにある水を吸わせて飲むという例も知られている。

道具を作るのは、ヒト科の霊長類、つまり大型類人猿だけだが、道具を使うのはそればかりではない。訓練次第ではニホンザルでも熊手のような道具を使い、自分の手が届かない遠くにあるものを引き寄せるような行為ができるようになる。オマキザルには器用に道具を使い、肢体不自由者の介護のために訓練されてきた「介助猿」としての例がある。

道具を使うということは、とても複雑な脳の処理を必要とする。筆で線を引くには、視覚と筋運動感覚とをうまく組み合わせ、筆の触感を感知して筆先をコントロールしなければならない。私たちは何も考えずにいとも簡単にやってのけるが、それは脳の複雑な学習のおかげだ。うまく道具が使えるようになると、道具が手足の延長のように働くようになる。

脳の頭頂葉にある体性感覚野は、身体のさまざまな感覚の入力を受けもっている。そのなかには手や足や顔などさまざまな身体部位に対応した場所がある。サルに熊手を持たせる訓練を始めた当初は、サルはすぐに熊手を投げ出し、届かないところにある餌に手を伸ばそうとする。そのとき体性感覚野の、あるニューロンの活動に変化を与える空間的な範囲（これを受容野という）は、手の周りだけにある。それが熊手を使うことを学習し、うまく餌を引き寄せることができるようになると、そのニューロンの受容野の大きさは道具の位置にまで拡張する。ただ、再び道具を使わなくなってしまうと受容野は再び手の位置だけに戻ってしまうのだという。道具は使いこなせるようになってはじめて身体の延長となり、道具と身体が一体化するようになることを、脳の働きが教えてくれる。

†ヒト以前の創造的産物──左右対称に造形された石器

道具を使うことや作ることとは、その結果どうなるかという因果関係の理解という高度な認知を必要とする。そこからさらに、道具に必要以上の性能を向上させるような工夫や、道具のうまい形作りができるようになり、彩色や装飾をしたりするようになる。そのことが実現するには、約七〇〇〜六〇〇万年前にチンパンジーとヒトの共通祖先から枝分かれして、四〇〇万年以上もの歳月が必要だった。その間に脳は飛躍的に大きくなり、二足歩行と複雑な道具の製作と使用が可能になった。

考古学上、規則的な工程で製作された人類最古の石器は、オルドワン石器とよばれ、今から二五〇万年ほど前に誕生した。原石を他の堅い石で数回叩き割って加工しただけの簡単なもので、鋭い剥片石器と、あとに残った石核をわずかに加工した両刃礫器を特徴とす

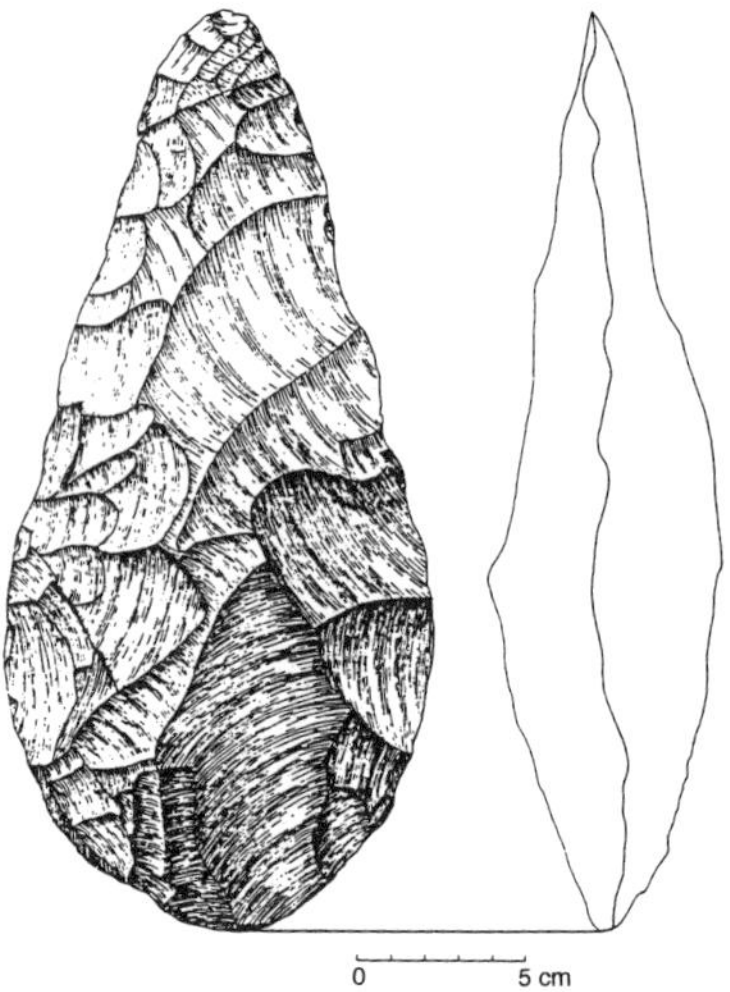

図14　アシューリアン石器

る。遺跡から発掘された動物の骨に刃物による傷が残っていたことから、体から肉を切り取るのに使われていたことが明らかになっている。

一方、一五〇万年前頃にいたホモ・エレクトゥスとよばれるヒト属は、精巧な石器を使って狩猟採集生活を営むようになっていた。石器の使用はオルドワン石器のようにその一〇〇万年ほど前からあったが、彼らの一部が作ったアシューリアン石器は、涙型（アーモンド型）をした左右対称の精巧なものだった（図14）。彼らは、大きめの石に別の石をぶつけて、つぎつぎに剥片を石の両面から取り除き、整形して、手の平にすっぽりと収まる形の石器を仕上げた。

彼らは意図的にきれいな涙型の石器を作ったと考えられる。原石からできあがりをイメージし、計画を立てて石器を作った。一五〇万年前にアフリカで発明されたアシューリアン石器は、その後、九〇万年前ごろにはヨーロッパへと伝播していった。その背景には、言語能力はなかったにしても、作り方をコミュニケーションによって伝えあう手段をもっていたのではないかという想像を駆り立てる。少なくとも見まねによる学習はあったはずだ。ヒトでは会話や語りといったコミュニケーションが重要だが、ホモ・エレクトゥスでは行動を模倣する能力が強調される模倣段階にあるとされる。考古学者のスティーブン・マイズンは、オルドワン石器の技術発展の段階でさえ、心の理論（他者の行動の背景にある意図の理解）と母子コミュニケーションの発達が不可欠であり、それが石塊から剥片を打ち欠く技能を世代から世代へと伝える文化伝承を可能にしたと述べている。

握斧となる石器には、動物の肉を切ったり、皮を剝いだりする機能がある。握りやすいような形態も重要だっただろう。しかし、彼らは機能や物理的要請を超えた精緻な調整剝離によって石器を作った。その製作には相当に長い時間をかけ、念入りな仕上げが必要だったに違いない。なぜそこまでして精巧で美しい握斧を作る必要があったのだろうか。

石器や土器などの遺物からそれを作った人の心やその時代の社会を明らかにしようとする認知考古学では、左右対称の涙型をした石器は社会的相互作用の産物だと考えられている。雌をめぐる雄同士の争いが起き、雌が雄を選ぶという、性淘汰の圧力が高い社会では、大型で見事に精巧に作られた握斧には作成者の生産力や能力のアピールとしての社会的機能が含まれていた、という説だ。美しい石器を作ることが、その社会において権威や能力の誇示となったということだ。逆にいうと、そのような雌をめぐる雄同士のアピール合戦のある社会が、創造性を爆発させたとも考えられる。

これはヒト属の時代になってから美が社会のなかで重要な位置づけとなってきたという仮説だ。人類の進化の歴史のなかで、美が他者へのアピールのシグナルとなり、それを見逃さないセンサーの能力までもが発達したのではないか、というのが私の考えだ。

†最古の抽象アート？

大学の授業で、ヒトが生み出した最古のアートは何かと問うと、アルタミラやラスコー洞窟などの壁画だと答える学生が多い。時に洞窟の壁面のくぼみを動物の体の一部に見立てて大きく写実的に描かれた動物たちの姿は、誰の目にも芸術らしさを感じさせる。アルタミラ洞窟やラスコー洞窟の壁画は一万五〇〇〇年ほど前に、後にふれるショーヴェ洞窟やコスケール洞窟の壁画は三万年〜三万五〇〇〇年ほど前に描かれたものだ。

言語を獲得し、素晴らしい問題解決能力を備えた現生人類ホモ・サピエンス（つまり、ヒト）の直接的な祖先は二〇万年ほど前にアフリカに誕生し、彼らがアフリカを出るまでには少なくとも一〇万年程度を要したというのが現代科学の共通見解だ。壁画が南ヨーロッパに現れるまでに一六万年ほどかかったことになる。それまでの間にアートは存在しえなかったのだろうか。そうとも言えない発見が南アフリカにあった。

南アフリカのブロンボス洞窟にある七万五〇〇〇年前の地層からは、赤や茶、黄色など多くの色のオーカーの塊が八〇〇〇点以上見つかっている。実は、その大量なオーカー片のうちの二つだけに幾何学模様が刻み込まれていた（図15）。オーカーは洞窟壁画を描くのにも使われており、自然界にある代表的な顔料だ。彫刻が施されたオーカーには、斜め線と縦線、横線とでできた連続した格子模様がある。鋭い石片の刃で刻まれたものらしい。模様が刻まれた面は平らに磨かれている。オーカーの塊は石のように硬く、平らに磨くのにもそれなりの時間と労力が必要となる。模様を刻んで面を磨いた人物には、明らかに作ることの意図があったはずだ。

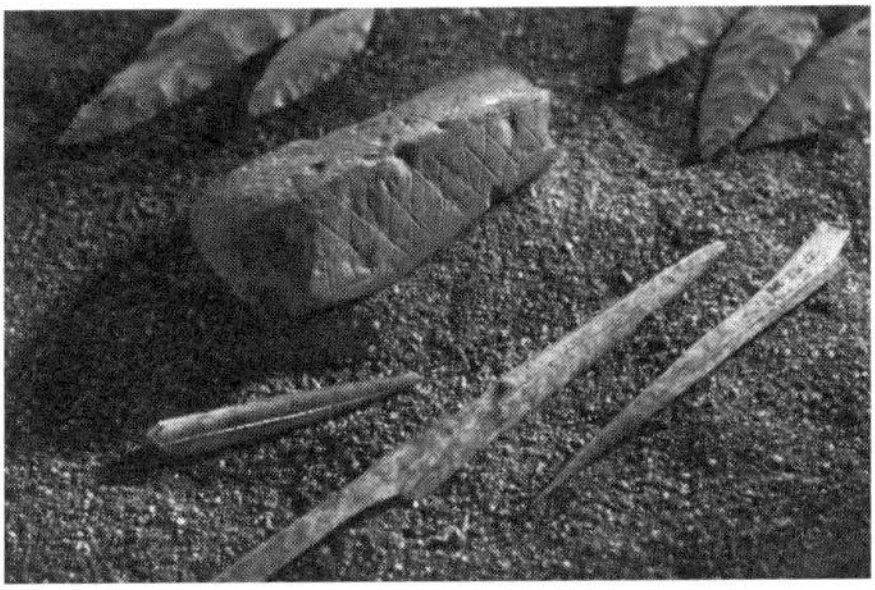

図15　ブロンボス洞窟のオーカー片

オーカー片に刻み込まれた幾何学模様は何を意味しているのだろうか。オーカー片にデザインを施したのだとも、あるいは自分の道具であることの目印であるようにも考えられている。少なくとも何らかの意味あるシンボルとして考える考古学者は多い。ブロンボス洞窟を調査したヘンシルウッドらも、オーカー片の模様は何らかの意味が込められた記号だと考えている。あるいは、ピエト・モンドリアンやフランク・ステラの作品のように主題のない抽象アートなのであろうか。格子模様の意図や意味については想像の域を出ないが、少なくとも格子を構成する線の付け方に関しては「秩序」があるようだ。

七万五〇〇〇年前に生きた彼らは、生物学的には私たちと同じヒトだと考えられている。私たちと同じように、頭の中にあるイメージを、土の上に木の枝で絵を描くくらいの能力はあったはずだ。ただ、道具につけられた模様をアートとして支持する社会の制度はなかったかもしれない。いずれにしても、オーカー片に彫り込まれた模様が、自己と他者を区別した何かであったということ、そしてそれがアートの原始的な形だということに、私は躊躇しない。

†貝殻で作られた最古のアクセサリー

ブロンボス洞窟から発見されたのは、模様の付いたオーカー片だけではない。同年代の地層からは、小さな巻貝を用いて作られたビーズも見つかっている（図16）。一つの貝の大きさは一センチにも満たない。それらに丁寧に穴を開け、四〇個ほど使ってひもで数珠状につないだと考えられている。ビーズに使われたのは貝殻だけではない。四万年ほど前のケニアのエンカプネ・ヤ・ムト遺跡では、ダチョウの卵の殻に穴を開けて作ったビーズが発見されている。貝や骨角を用いたビーズやペンダントはさまざまなところで発見され、ヒトの創造的な活動とみなされるようになってきた。

発見されたビーズのなかには、墓に遺体とともに埋葬されていたものがあるというのも興味深い。埋葬は死者を敬う儀礼的でシンボリックな行為だ。現在知られている最古の埋葬は、九万年ほど前のイスラエルのカフゼー遺跡で発見されているが、そこでは、単純な線が刻まれた石とともにオーカーで着色され穴が開けられた貝が、墓に遺体と一緒に埋葬されていた。そのほかに、ブロンボス洞窟の近くにある七万年前のボーダー洞窟からは貝殻のビーズが幼児の遺体と一緒に発見されている。まるで棺に納める遺愛品のように。

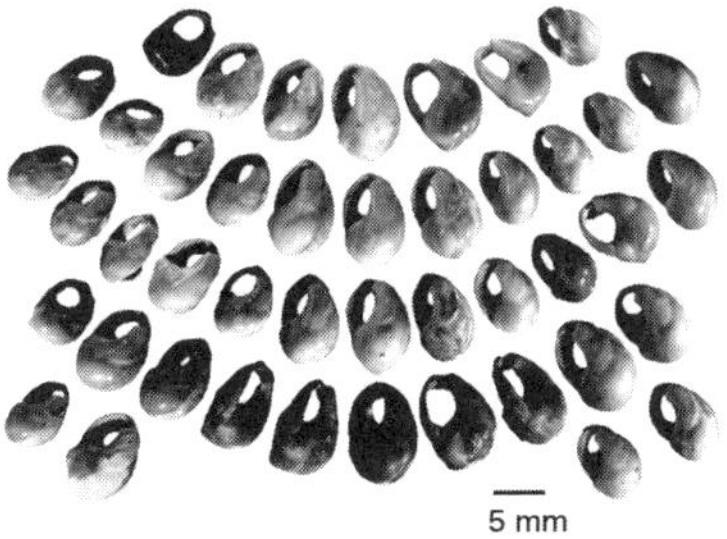

図16　ビーズのアクセサリー

貝や卵の殻のような硬いが薄く小さなものに小さな穴を開けるのは、精巧で熟練した技術が必要だ。石器作りもそうだろうが、はじめてやって簡単にうまくできるものではないだろう。おそらく、石や貝殻などの加工を、ある程度は日常的にやっていた可能性もある。

装飾品は単に自らのためだけでなく、他者に見せるためでもある。そして自分と他者とを差別化する道具でもある。今もはるか昔も、装飾は社会的なものとなっていたのであろうし、現代と同じように流行もあったかもしれない。少なくとも、そのような装飾に価値を置くようになったということは確かだろう。価値を得るために時間をかけて装飾品を作るようになったということだ。旧石器時代にアーティストはいなかったかもしれないが、アルチザン（職人）はいたのだ。

人類学者のディサーナーヤカは、アートを生み出す創造性の根本を「特別性をもたせること」だという。私たちは、たとえば掃除機をかけながら鼻歌を歌い、電話で話をしながら机の上にあった紙に猫の絵を描いたりする。しかし、そのような日常的なものではなく、鼻歌ではなく音程やリズムに気を遣って美しい声で（そうありたいと思いながら）うたを歌う。そして、落書きの猫の絵ではなく生き生きとした躍動的な猫の絵を描く。そのような「特別さ」がアートには少なくとも必要だ。オーカー片に刻み込まれた格子模様も、小さな貝殻に穴を開けて作ったビーズのアクセサリーも、当時の彼らには特別なものだっただろう。そこにはやはり、アートの原始的なものを感じざるをえない。

†洞窟壁画を描いた人々

洞窟壁画が描かれた後期旧石器時代、人々は場所を移動しながら、果実や草、木の実などの植物の採集と、動物の狩りや貝や魚の漁を行って生活していた。当時は氷河時代の末期(最終氷期)で、氷河はヨーロッパの北部はもちろんのこと、ヨーロッパ一帯に広がっていた。ヒトがアフリカから西アジアへと拡散し始めた七万年前頃から、アルタミラやラスコーの洞窟壁画が描かれた一万年前くらいまでの時期が最終氷期であり、それまで繰り返し世界中を襲った氷河期よりは暖かい時期にさしかかっていた。そして、数万年もの長い氷期が終わったのとほぼ同時に、壁画時代も終焉を迎えることとなる。

現在知られている洞窟壁画は、後期旧石器時代にフランス南部からスペインにかけて描かれたものがほとんどだ。いまでも地球上に見られるウシやシカやウマなどに加え、すでに絶滅したマンモスや寒冷地適応していたサイ(ケサイ)などの大型動物も描かれており、それらの動物と人々が共存していたことを示す資料でもある。

発見されている洞窟壁画のなかでも最も古いとされるのは、三万五〇〇〇年ほど前のものとみられるショーヴェ洞窟だ。ただし、二〇一二年になって、スペイン北部の洞窟壁画の再調査で、赤色の丸模様が四万年前の、手形のステンシルが三万七〇〇〇年ほど前のものであることが発表された。しかし、それがヒトのものなのか、それ以前に住んでいたネアンデルタール人のものかは、はっきりしていない。ネアンデルタール人のものであれば、彼らがヒトと同じように象徴的文化をもちえたことを示す資料となる。その詳細については今後に委ねられている。

ショーヴェ洞窟の中は長く、深い。奥行きは五〇〇メートルほどもある。壁画が描かれている部分はかなり奥まったところにあり、四〇〇以上もの動物の絵が描かれている。ショーヴェ洞窟は人々の住処ではなかったらしい。彼らはわざわざ絵を描くために奥へと進んで行った。暗く、鍾乳洞の響きのある音空間のなかを、明かりを灯して、数百メートルと足を進めて行った。彼らはシカなどの動物の脂肪を原料とした獣脂や松明で灯りをとったらしい。

先に挙げた動物以外にも、ミミズクなどの鳥や、ライオンやハイエナ、ヒョウとも見られている肉食動物も描かれている。ショーヴェ洞窟の奥の大壁面の一部には、サイとウシとウマが少しずつ位置を変えながらも重なるように描かれているものがある（第三章扉）。近年の調査では、それらが描かれた順番が明らかにされている。

まず、壁画面右下に二頭のサイが角と角をぶつけ合った姿が描かれた。次に、その左上に三頭のウシが、最後にその右上に四頭のウマが描かれた。それらのほとんどは頭が左向きになるように描かれている。壁の凹みの形状も考えながら陰影や遠近法を用いて描かれたその姿は、とても躍動的だ。しかも、それらの絵のかたまりは一人で描いたものだとされる。なんと見事な画家なのだろう。

しかも、洞窟に広がる壁画を描いたのはそれほど大人数ではないらしい。洞窟壁画を描いたのは、当時の優れた画家集団だったと考えられている。ラスコー洞窟などでは、壁面の高いところに絵を描くための足場を組んだ穴が見つかっており、共同作業の形跡だと考えられている。狩猟を共同で行っていた彼らに、共同作業や次世代を育成する教育の仕組みがあってもおかしくない。ディサーナーヤカの意見を借りると、ヒトは芸術の能力を進化させることで集団の団結力や強調を高め、個人の生存の可能性を高めたとも考えられる。

†利用か投影か——イメージの順序

発見された壁画は洞窟の奥深くの真っ暗闇の所にあり、洞窟の幅に関係なく描かれていたことから、鑑賞を想定したものではないとされてきた。これまで多くの考古学者は、壁画を狩猟呪術や宗教などの儀礼的なものとして解釈し、記号としての意味や構造を見いだそうとしてきた。とても難しい問題だ。しかし、現代人と変わらない脳の持ち主である洞窟壁画の絵描きの表現は、私たちヒトの知覚の特徴の延長にあるはずだ。

フランスの児童画研究者のリュケは「表象芸術の源泉のひとつを、自然の起伏に現れた類似性の意図的な強調と考えるのが妥当である」と述べたが、洞窟壁画の多くには、その

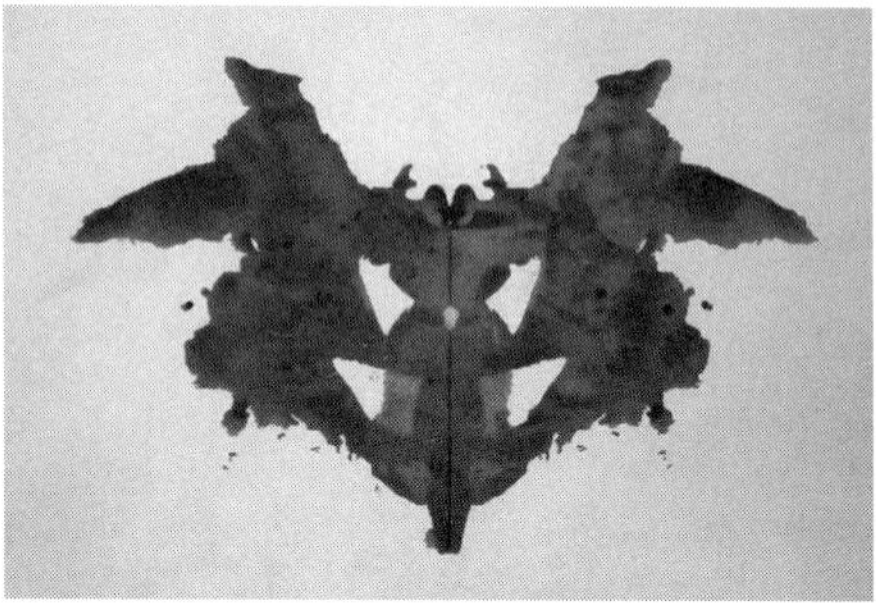

図 17　ロールシャッハ・テストの図例

ことを表しているような動物たちが多く描かれている。アルタミラ洞窟の大天井画として有名なバイソンの壁画は、大きな岩の塊の形に合わせるようにしてうずくまった姿をしている。これは、絵描きが、岩の形にある自然の不規則な形状をバイソンの表現に「利用」したとも考えられる。

旧石器時代の遺構に対して明確な時代区分を行い、先史美術研究を指導したアンリ・ブルイユは、「当時の芸術家は動物像に生命と現実性を与えるために自然の突起を利用するアイデアを持っていた」と述べている。確かに、壁画が描かれた洞窟は、鍾乳洞形成時の水流や、形成後の鍾乳石生成と地殻変動などの多様な要素が加わって形づくられたものだ。鉱物の成分により色調や岩の肌理《きめ》などが決まってくる。動物を描くために利用することのできる岩の肌理は、動物を描いたとたんに絶好のマチエールへと変化する。

一方で、それは表現した動物と岩肌の形状の関係の「投影」であるとする考えもある。

美術史家のゴンブリッチはこのことを、ある対象に自分の知識にあるイメージを投影することとした。ロールシャッハ・テスト（図17）でインクの無意味なシミに何かの形を連想させるように、私たちは何らかの形にある意味のあるものを見立てる。大きな岩のかたまりをバイソンの胴体に見立てる、あるいは、横に大きく広がる地層を地面に見立てるということを、壁画の絵描きたちは行ったのだろうか。

洞窟壁画が利用か投影かという問題は、必ずしも両立しないわけではない。先に描こうとする動物のイメージがあり、それに合った岩面を利用することもあっただろうし、岩面の形状から、ある動物の姿形のイメージが惹起され、そこに投影したこともあっただろう。美学者の小川勝は「自然のかたちと人間の作るかたちが同等の資格で合一してひとつの作品となること」を統合という言葉で定義し、壁画の絵描きが表現したものを、彼らが洞窟の中の岩面と対峙する場で初めて現れる形として見ることで、自然と制作との双方向性が見えてくるという。アルタミラ洞窟のバイソン群を始めとして、岩面の形状を利用して描かれていると思われる動物画は多いのだが、それればかりではないし、むしろ描かれている動物たちの関係性を吟味することが重要だろう。

†動物たちの表現

壁画の動物たちの多くは横向きに描かれている。地中海の海中から発見されたコスケール洞窟では、斜め前方から描いたバイソンの絵が見つかっているが、洞窟壁面に描かれた動物のほとんどは横を向いて描かれている。壁画に描かれた動物たちは、描いた彼らの視覚像そのものの現れではなく、彼らの知識あるいは記憶の現れだったのだ。

壁画には文脈や物語がある。ウシを追いかけるライオンや、バイソンの群れの行進など、それらは、運動や移動が描かれているキネティックアートだともいえる。漫画では、動きの表現にアクション・ラインが用いられる。動く物の後につけられている線の数や長さ、輪郭線の重なりなどで速度感を表現する。ショーヴェ洞窟に描かれたライオンは、獲物に襲いかかるその瞬間を、首から顔にかけての部分を幾重にも重ねて描かれている。デュシャンの『階段を降りる裸体No.2』やバッラの『鎖につながれた犬のダイナミズム』の表現と同じだ。

ゼキは、動きの表現が現代絵画に至るまでほとんど見受けられなかった理由について、「美術作品の少なくとも一部に運動を取り入れることは、たとえそれが初歩的なものであっても、その実行にはある程度の技術的熟練が必要で、このことが美術作品に運動が実際に取り入れられるまでにかなり長い時間がかかった理由の一つと考えられる」と述べているが、実は三万五〇〇〇年前の洞窟壁画にはその表現がすでにあったのだ。洞窟壁画の画家たちは、現代画家と同じく技術的鍛錬がなされた優れた画家だということができるだろう。そして、壁画に動物たちの動きを見せる技術を使って、キネティック・アートの画家たちと同じように脳の後頭葉の第五次視覚野（V５）の活動を高めるような工夫して、画面にリアリティをもたせたと解釈できる。

バイソンやライオンやサイの動きは、動物同士の間で繰り広げられるものであり、その関係性から必然的に横向きに描かれていったのだろう。ヒトや動物が動くときには筋肉の変化が生じ、姿勢が変わる。ウマがジャンプするときには、前足は上に持ち上げられ、後ろ足は地面を掻く。その体の変化だけでも十分に動きを表現できるし、洞窟壁画の多くにはそのような表現もある。彼が描いたのはまさに自然の描写であり、自然のリアリティなのだ。その描写に動きの表現は不可欠だったのだ。

加えて、描き方の現れには、私たちの頭の中にある「典型的景観」も関係しそうだ。典型的景観とは、そのものを効率よく思いだし、伝達しうる最大の情報をもつ景観だ。特定の対象をイメージするときには最も思い出されやすい向きがある。サイコロの絵を描こうとすると、一つの面だけを描くのではなく、斜め上前方から眺めた三面を同時に描こうとする。サイコロの六面を一つひとつ眺めるように表現していては六つの画像が必要になるため効率が悪い。斜め上前方からの眺めは情報量を高める。動きという情報を効率よく伝達する典型的景観は横向きなのだ。彼らは横向きしか描けなかったのではなく、描かなかったのだろう。

また、洞窟壁画には陰影の表現がある。油彩などの美術作品では陰影の表現がルネサンス以降に現れるが、ショーヴェ洞窟に描かれている動物には陰影の表現がすでに備わっている。陰影には立体感を表現するための陰（セルフ・シャドゥ）と、いわゆる影（キャスト・シャドゥ）があるが、壁画に影はほとんど描かれていない。立体感を表す陰は効果的に用いられているが、光源を特定する役割を持つ影は真っ暗闇の洞窟での表現には必要なかったのかもしれない。

美術史が過去の絵画作品の表現の分析から明らかにしてきた表現技法の発達が、すでに壁画洞窟で豊富に用いられていたという事実は、その技法がテクノロジーなのではなく、あくまでもスキルに過ぎないということを示してくれる。スキルである限り、それは、その知覚の基盤をなす脳の仕組みが活かされていることの現れでもある。

改めて、アートはなぜ生まれたかについて考えてみよう。ミラーはアートを性淘汰の結果であると考えたが、一方でピンカーはアートそのものに適応機能はなく、言語などの他の機能が進化した結果として生まれた副産物に過ぎないと主張した。しかし、アートという行為が獲得されるようになるまでの進化の段階はきわめて複雑であり、アートが適応の直接的な結果なのか、あるいはその副産物に過ぎないのかといった二者択一の問題として単純化することは難しい。

比較的単純な神経系をもったナメクジでも、食べ物の匂いと摂食後の結果との関係を学習し、嫌な匂いとそうでない匂いを区別するようになる。そのような不快なものから回避する脳の仕組みも間接的には美的感覚の形成の何らかの基盤になっているだろう。そのような感覚の違いを理解することや、ブンチョウが行動として表すような好きな感覚刺激に対する好みの表出（絵や音楽に対しても）など、美的感覚が獲得されるまでには、進化的にごく初期の段階からヒトへの進化のプロセスに至るまでの間に、複雑な過程があったはずだ。私たちの脳は長い進化の過程で、左右対称なものなどに対してそれを美しいと感じる心の働きを身につけてきたのだ。

進化心理学者のトゥービーとコスミデスは、アートは進化の結果として普遍的なものであるが、適応の副産物とだけ考えるには複雑すぎるという。彼らはむしろ、自分では直接体験できない架空の経験（フィクション）や美的な過去の経験を追体験するためのものとしてのアートの機能を主張する。チンパンジーやオランウータンも描くことの楽しみを感じるだろうが、彼らが空想を、あるいは頭の中にあるイメージを表現するという知見はまだ発見されていない。ホモ・エレクトゥスは頭の中に行動の計画を立て、精巧な左右対称な石器を作ったし、実用性のないオブジェ的な石器も作った。しかし、経験を追体験するようなフィクションを作り出すことはなかったと考えられる。ヒトへと至る一〇〇万年ほどの間に、体験を絵にするなどの行為が生まれるようになったのだろう。旧石器時代のヨーロッパの洞窟壁画は、描いた人々の視覚経験の追体験として解釈することができる。躍動的で美しい動物の姿をヒト自らの近くに架空の経験として描いたのではないだろうか。

私たちの日常では、絵を描いたり楽器を演奏したりするような技術を要する体験に熱中することは少なくても、小説を読みふけったりテレビドラマに夢中になったりする。私たちは現実からかけ離れたミステリーや仮想の恋愛体験を味わえるラブストーリーが大好きだ。ガザニガは、脳には空想を楽しむような報酬システムがあり、空想の世界への出入りを可能にする特別なシステムをもっているのだという。具体的な空想の楽しみを作り出すのはおそらくヒトのみの行為によるものだろう。

アートへの進化への道筋は複雑だ。結局のところ、仮説の域を出ることはないだろう。

しかし、最近、言語の獲得においてＦＯＸＰ２という遺伝子が何らかの役割を果たしているのではないかと注目されているように、アートの機能が世代を超えて生物学的に受け継がれる仕組みが明らかになることも期待されるだろう。

†アートを生み出す創造性の遺伝子はあるのか

アートを生み出す創造性はいつ獲得されたのだろうか。その謎は、まだ今のところ明らかではない。これまで見てきたようにすでに七～八万年前には抽象的な表現や自らを飾るような創造性はすでにあったといえる。造形としてのアートと同様に、ヒトの人間性を支えている能力には、言語や音楽、さらには共感などのさまざまな社会的行動もある。それらの能力がお互いに独立したものなのか、あるいは共に進化したものなのかを知ることもアートの進化の謎を明かすうえで必要なことだろう。そして遺伝子の情報がそれらの能力の形成にどのように関与しているのかが分かれば、能力間の関係も明らかになりそうだ。

最近の研究では、言語能力も私たちの遺伝子に組み込まれたヒトの生物学的特徴なのだということが分かりつつある。そのきっかけは、数世代にわたって複雑な文法の理解や表現、発話に関わる顔の動きに困難を抱えていたＫＥ家とよばれるイギリスのある家族に関する研究から始まった。

二〇〇一年に発表された研究では、三世代にわたってこの家系のほぼ半数に異常が見られた遺伝子が、FOXP2とよばれる第七染色体の一部であることを特定した。この遺伝子の突然変異が障害を引き起こしてしまっていたのだ。FOXP2遺伝子は、言語獲得の遺伝子でも、文法の遺伝子そのものではない。この遺伝子の働きはまだまだ分からないことが多いが、特に肺や消化器系、心臓、さらには脳の発達にも関与していることが知られており、言語の神経回路を発達させるのに不可欠な遺伝子情報が含まれているという。

FOXP2遺伝子はヒトに特有なものではない。多くの動物種で見つかっている。ネズミとヒトではFOXP2によって発現する七〇〇ほどのアミノ酸（タンパク質）のうち三つが異なるが、チンパンジーやゴリラ、サルなどのとは二つしか違わない。遺伝学者のウォルフガング・エナードはこの二つのタンパク質（アミノ酸）の違いが発話と言語にとって決定的だったと提唱する。この遺伝子が突然変異として自然選択され、ヒトが集団のレベルで定着した結果、言語が生まれた可能性があるという。その遺伝子の出現は二〇万年前の人類の出現の頃に起きたと考えられている。もちろん、その他の遺伝子の関与もあるだろう。

一方で、音楽的な能力には遺伝子の関与はあるのだろうか。現在の遺伝子研究はそれに答えつつある。絶対音感は、聞こえてくるさまざまな音を何の基準もなしに瞬時に音の名前（ドレミなどの音階）で聞き分けることができる特異な能力だ。私たちが文字を読むように、ものの色の名前を答えるように、絶対音感を持っている人は何の苦労もなく聞こえてくる音を音階で正確に言い当てることができる。

絶対音感を獲得するには、生まれてから一定の期間（三歳とも五歳ともいわれている）に音楽の訓練を始める必要があるとか、母国語の声調などが影響するとかいわれてきたが、それだけでは絶対音感の獲得には不十分であることが知られていた。絶対音感の獲得には、生まれてからの学習や環境の関与がきわめて重要なものだが、最近では、遺伝的な関与についても指摘がされつつある。最近の研究では、ある遺伝子情報が絶対音感の形成に関与していると指摘されている。

それればかりではなく、音楽の才能についても遺伝子の関与があるといわれ始めている。ヒトの言語もそもそもは歌から派生したものだと考える研究者もいるほど、音楽はコミュニケーションに重要なものだと考えられている。一二番染色体にあるAVPR1Aとよばれる遺伝子が、音楽記憶や作曲などの音楽能力、さらには積極的に音楽を聴こうとする態度にも関連していることが知られつつある。

このように、遺伝子レベルで人間性を支えるさまざまな能力の基礎が明らかになりつつある。しかし、造形としてのアートの能力については、私の知る限りでは遺伝子の関与を明らかにしたものはまだない。人類史では、抽象的なアートや象徴的なもの、身体の装飾といったものは、特定の文化や人口動態によって漸進的に生じてきたのだと考えられてきた。もし、アートの創造性に関わる遺伝子の働きが明らかになれば、アートの進化やそれに必要となった要因も明確になってくるだろう。

どの時代にも、アートを論じるときには、定義の問題を常に余儀なくされてきた。遺伝子レベルでアートを論じることができるようになれば、アートの実態も定義もより明確になるだろう。ディサーナーヤカが言うように、アートとはアーティスト個人の内面にある美的イメージを表現したものであるという考えは最近（近代以降）のものにすぎない。本章で述べてきたように、系統発生的なアートの見方は、アートとは何か、その成立にはどのような能力が必要だったのかについて視野を広げてくれる。これからの研究は、その能力がいつ、どのような段階で形成されたのかを明らかにしてくれるかもしれない。

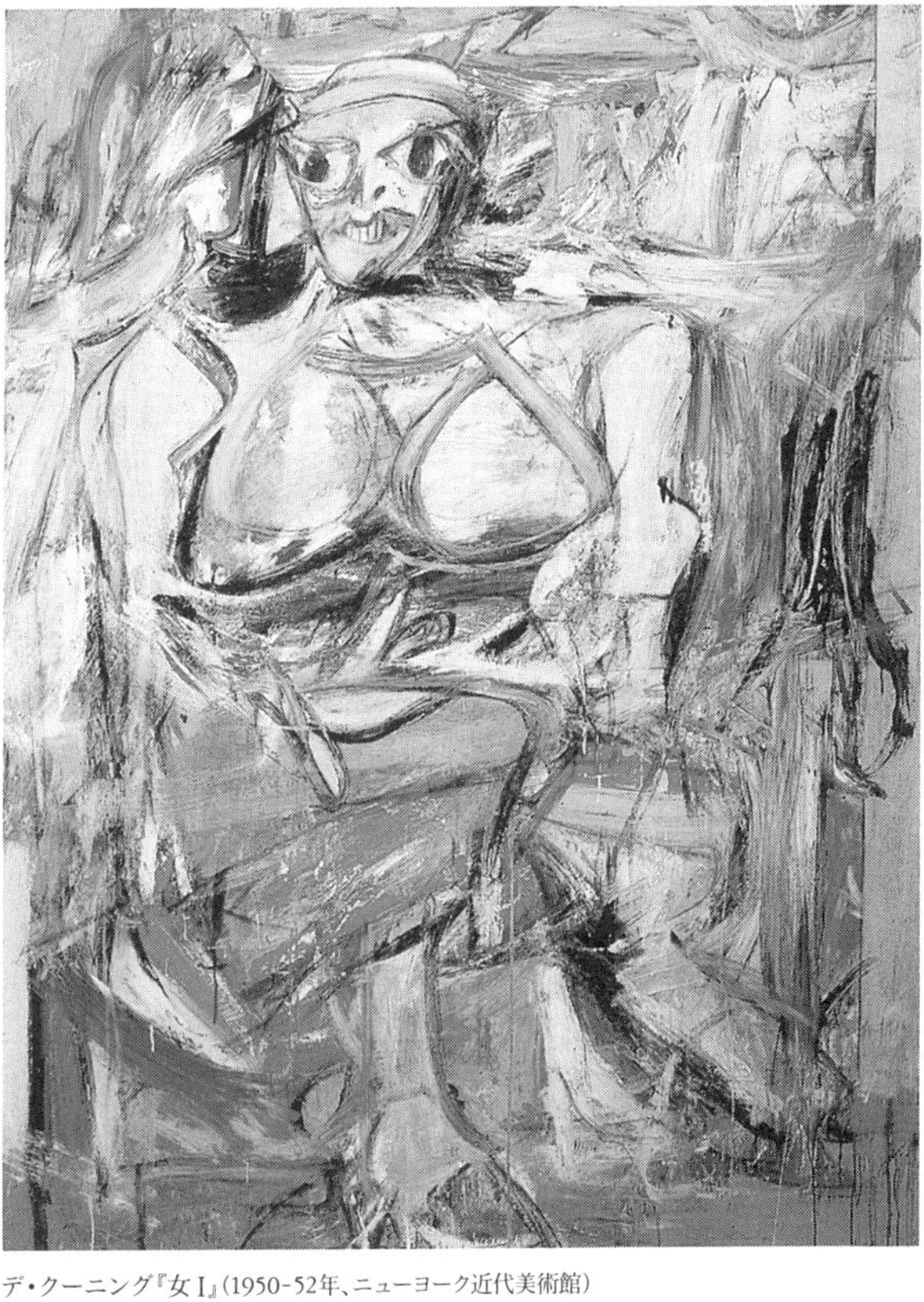

デ・クーニング『女 I』(1950-52年、ニューヨーク近代美術館)

第四章

創造性の源泉
——脳の発達と病

†きっかけは自閉症に

大学生の頃、私は自閉症児の療育サークルに所属していた。療育に参加するのは三歳児以上で主に学童期の自閉症児が中心だった。自閉症というのは他者とのコミュニケーション能力や社会性に困難が生じる発達障害のことであり、興味や関心が限定されているという特徴もある。療育に参加していた自閉症児の多くは、程度の違いこそあれ知的障害を抱えていたので、療育を作りあげるのは大変な作業だったが、少なくとも私にとっては、心理学を志す大きなきっかけになった。

最近でこそ、自閉症が脳の機能障害によると知られているが、私が大学に入学した二〇年ほど前は、「自閉」という字面をそのままに、引きこもりや内気で内向的な性格の「心の病気」としての間違った認識がまだ流布していた。自閉症といっても、コミュニケーション能力の幅も知能の幅も広い。単語レベル程度にしか言葉がない（あるいは単語さえもたない）言語発達の障害を抱えた自閉症児（者）も多いし、時には一方通行でありながらもなんとか言葉でやりとりができる人、あるいはコミュニケーションの障害はあるにしても言語発達自体にはさほど障害がない人もいる。さらに、天才的な記憶力を背景に膨大な語彙を持っている人もいるなど、自閉症と一概にいってもその幅はとても広い。

大学で行っていた自閉症の療育サークルを卒業して一五年ほどになるが、当時中学生だった自閉症者の一人とは、今でもやりとりをしている。彼はコミュニケーション能力には障害を抱えるが、言語能力は比較的良好で、言葉でやりとりもできるし、かなも漢字も書くことができる。彼もさまざまな点で、限定された興味を持っていた。二〇代後半を迎える歳になっても、彼の興味は子どもの頃とさほど変わらない。年賀状には今も戦隊モノのシールがたくさん貼られている。年に一回の出来事なのだが、彼からの葉書を見るたびに、人に対する科学的な関心を抱き始めた頃の思いがよみがえる。

自閉症児（者）の限られた興味やこだわりはさまざまな方向に向くことがある。それがアートであることもある。私が大学生のころにはすでに、本章でも紹介するナディアという少女やスティーブン・ウィルトシャーが、自閉症の天才画家の例として紹介されていた。彼らの描く絵を見て驚きこそしたが、それまで私が接してきた自閉症児たちが描く絵はお世辞にも上手だと感動を覚えるものではなかっただけに、自閉症児が示す天才的なアートには全く実感がなかった。

また、私が大学生の当時、発達心理学では「心の理論」とよばれる、他者の行動の背景に意図を読む能力が、ヒトの認知機能の一つの独立した機能的な要素（モジュール）だと指摘されはじめ、自閉症に心の理論の欠陥があることがコミュニケーション能力の障害へとつながっていると考えられるようになり始めていた。ようやく自閉症が脳の機能障害と関係していることが科学的に明らかにされつつある時代に、メディアに登場するようになった自閉症の画家たちは、ずっと私の心の隅にひっかかっていた。それから十数年が経ち、本格的にアートを脳の関わりで理解しようする段階になって、再び彼らに注目せざるをえなくなった。

†サヴァン症候群の描画の達人

自閉症の中には稀に、「サヴァン症候群」とよばれる、ごく特定の分野に限って天才的な能力を示す者がいる。必ずしも自閉症であるとは限らず、自閉症である割合は半分程度とされる。特定の領域では突出した能力を示すが、それ以外の能力は低いことが多い。アートの領域で突出した能力を示したサヴァン症候群も何人か知られている。アート・サヴァンと名づけてみよう。

最も有名なサヴァン症候群の人物は、二〇〇九年に亡くなったキム・ピークだろう。映画『レインマン』でダスティン・ホフマンが演じたレイモンド・バビットのモデルとしても知られている。彼は生まれもって、脳の発育不全で小脳に障害があるとともに、左右の脳をつなぐ脳梁がなかった。ピークが得意としていたのは、特定の日の曜日を瞬時に言い当てるカレンダー計算や、何千冊もの本や電話帳の記憶だった。

彼は、脳梁がない故か、本を読むときに右ページは右目で、左ページは左目で同時に読んだ。しかも、見開き二ページを、普通の人が一分半かけて理解するところを、ピークは八秒程度で正確に理解しながら読むことができた。この速度は驚異的だ。しかし、彼はいわゆる「速読」そのものの達人ではなく、彼の読書からの記憶は限定されたものであった。

ピークには、何であるかの記憶（宣言的記憶）は得られても、どのようにかの記憶（手続き記憶）を得ることはできなかったという。前者の○○は△△だ、という意味を辞書的に記憶することは得意だったが、後者の「仕方」に関する記憶は苦手だった。そして、彼のすさまじい意味の記憶力の背景には、直感像による記憶能力があることが挙げられる。画像記憶ともよばれるその能力をもった人は、写真で切り取ったように画像として物事を記憶、保存するのだ。仕方の記憶については、画像として記憶できないからこそ苦手だったのかもしれない。

この直感像、画像記憶はアートの才能をもつサヴァン症候群を理解するうえでは重要な能力のようだ。アートの才能を開花させサヴァン症候群の例として最も古く知られているのは、一八世紀後半に実在したゴットフリート・マインドという人物であり、彼もその能力の持ち主だった。彼は、クレチン症（甲状腺機能低下症）によって身体的にも知的にも障害があり、自分の名前さえ書けないほどだったが、猫の絵や版画を好んで制作した。とても精巧にできた作品（図18）は、彼を「猫を描くラファエロ」と言わしめたそうだ。言語能力や社会性に障害を抱えていても、彼は、動物たちを具体的でリアルに描く能力を発達させることができた。そして、彼はモデルを目の前にして描くというよりも、記憶を頼りに絵を描いた。それは今にも動き出しそうな生き生きとしたものだ。

放浪の画家として知られる山下清もサヴァン症候群であった可能性が高いといわれている。幼いころにかかった病気が原因で言語障害や知的障害があり、社会的なスキルに欠け、吃音の症状もあった。テレビドラマ『裸の大将』のなかでは、よく風景や花火を見ながらスケッチや、ちぎり絵をするが、実際には彼は旅先ではほとんど絵を描くことはなかったという。山下清は驚異的な直感像をもっていたとされ、印象に残った景色を写真として脳に保存し、それを家や彼がいた施設で描いていたようだ。

彼が尊敬したゴッホは「このような表現をどうやって成しえたかといえば、それは作品に取り組む前から私の心の中ですでに形を整えているからだ」と述べている。多くの画家においても当てはまるのかもしれないが、山下清も同じように、作品の原型はすでに彼の頭の中にあった。それを作品にするときには、あとは一気に紙を「あるべき場所」に貼るだけだった。花火が好きでちぎり絵にも多く描いているが、彼が仕上げた作品は色鮮やかで、その時代の暗い夜空に上がる花火だけではなく、周りの風景もしっかりと表現されている。彼の作品のなかの色は、夜だからといって家々や光景が暗いものとして描かれることはなく、「色の恒常性」という脳の働きを反映して補正されたものだった。彼の描く世界は、網膜像というフィルムに焼き付いたものではなく、脳の中に構築された映像だったということを示している。

文献のうえでは、山下清の他にも、ヤマモトヨシヒコとヤマムラショウイチロウという二人の人物が日本人のアート・サヴァンとして知られている。彼らの場合も、絵を描くときには、何かモデルを見ながら描くというのではなく、頭の中にある映像をもとに表現していたようだ。アート・サヴァンに共通しているのは、彼らが人よりも動物や風景や物を多く描いているという点だ。山下清のちぎり絵では、風景画の一部として人物が描かれていることはあるが、決して詳細なものではなく、

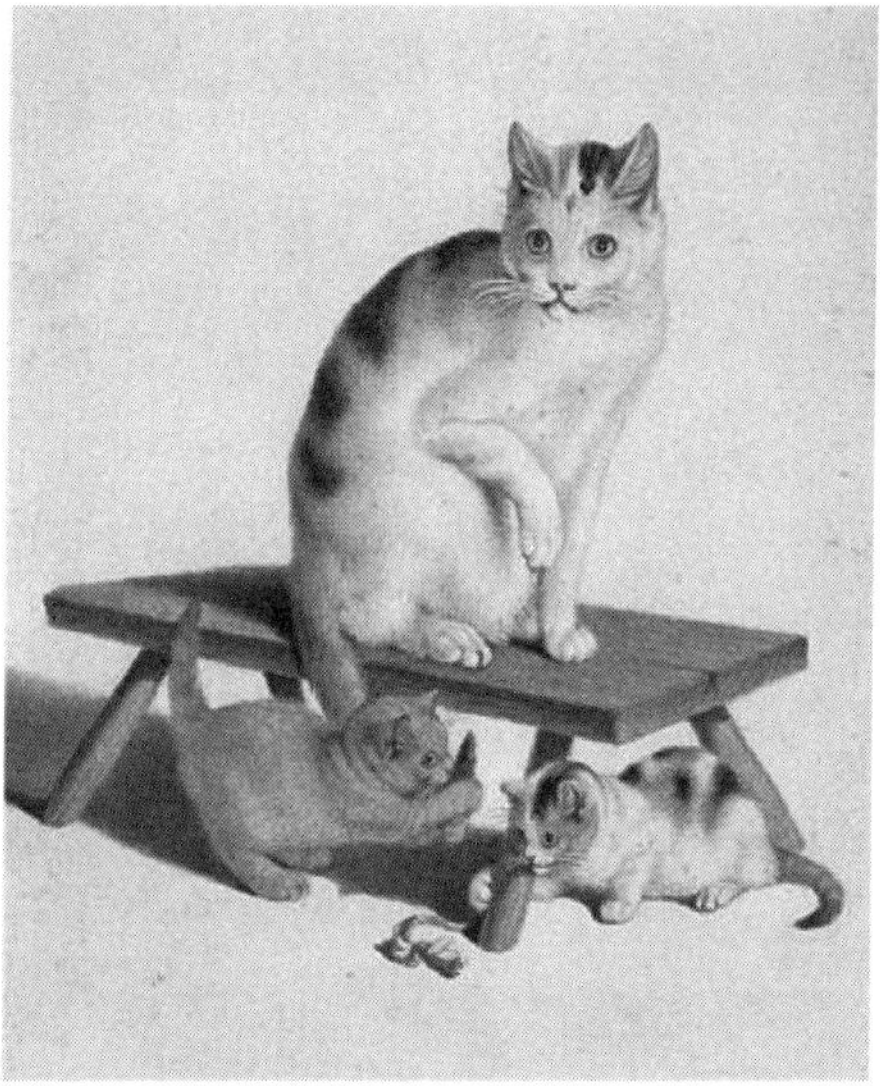

図18　ゴットフリート・マインド『猫』

モチーフというより画面を構成する一部に過ぎない。この点については、アート・サヴァンとして世界的に知られているナディアとスティーブン・ウィルトシャーについても同じだ。

†デッサンの魔術師――自閉症のナディア

ナディアは一九六七年にイギリスで生まれた。二歳頃、彼女はそれまで獲得しつつあった言語能力を突如失い、その後、六歳になっても言葉らしい言葉を持つことがないほど言語や知的能力、さらには社会的能力に発達の遅れが見られていた。自分では服を着ることもできず、フォークやナイフをつかって自分で食事をすることもできなかったという。

そのような発達の遅れがあるにもかかわらず、ナディアは三歳にして生き生きとした馬の姿(遊園地にあるような馬の遊具)を、そして四歳にして馬が駆ける姿を、みごと正確に描いて周りの人々を驚かせた。彼女はボールペンで紙に絵を描いた。紙に顔をめいっぱい近づけて、絵を描くことだけに集中した。ナディアは、一つの絵を完成させるために、絵の部分の習作を作っていた。それは本物の画家のすることだが、そのこだわりようは、多くの自閉症児が見せる「こだわり行動」のようにも感じられる。

特に、彼女が三〜六歳の頃に描いたのは、目を見張るものがある。彼女が描いた、動いている馬や雄鳥、サッカーをする人の姿は、流れる時間の中から一瞬を切り取ったかのよ

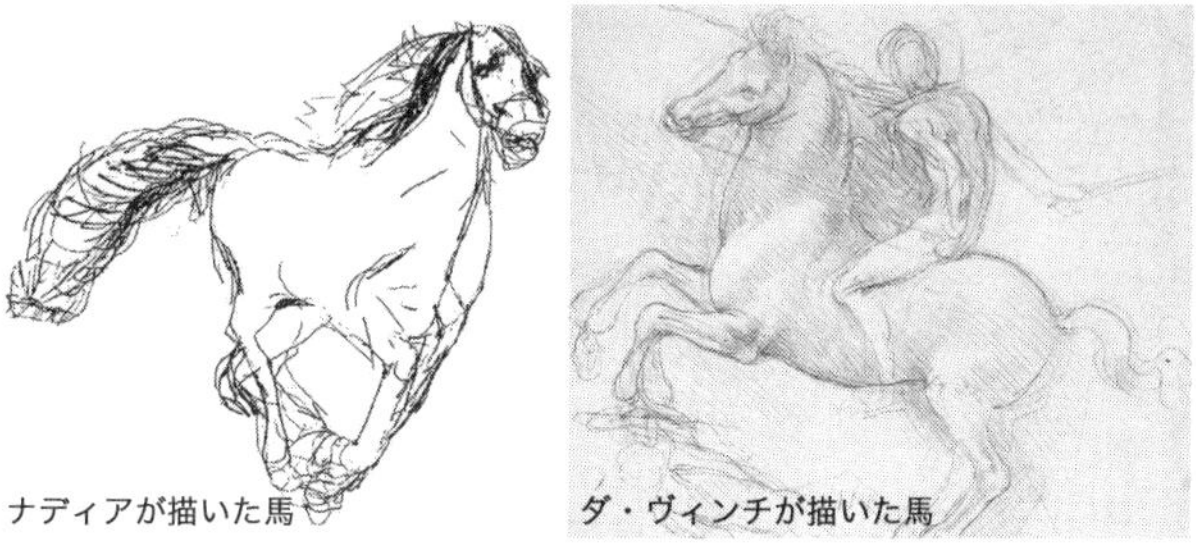

図19　ナディアとダ・ヴィンチの描いた馬

うでプロの写真家の表現のようだし、幼くして線遠近法の表現も習得していた。まるで、デッサンの魔術師のようだ。レオナルド・ダ・ヴィンチが描いた馬のデッサンにも引けをとらないとは言い過ぎかもしれないが、多くの人は彼女の絵を見て、小さな子どもが描いたものだと分かると驚くはずだ（図19）。

ナディアも山下清のように、画像として記憶したものを絵に描いていた。実は彼女は、絵本やポスターなどさまざまな絵や写真を記憶し、それを描いていたようだ。なるほど、彼女が描いた一瞬の表現は、自らの目を通じて頭に納められたものではなく、プロの目を利用したものだった。しかし、絵や写真のオリジナルをまねて描くのではなく、あくまでも、記憶のなかにある題材を描いたに過ぎない。幼稚園生程度の年齢の、しかも知的にも発達障害があった彼女が、絵で頭のなかの映像を再現できたというのはどういうことなのだろうか。

アメリカの脳神経科学者ラマチャンドランは、ナディアの脳の大部分は発達障害のためにあまりうまく機能しておらず、芸術的調和の感覚に関与している頭頂葉の一部が島の様に孤立して温存されたがゆえに、彼女の全資源を芸術的創造にだけに自然に傾注することができたのだろう、と述べている。前頭葉と側頭葉の変性による認知症の患者のなかには突如として芸術的才能を発揮させた事例があるが、これも頭頂葉に資源を傾注することになった結果であろうとラマチャンドランは指摘する。

七歳になると、ナディアは学校へ通うようになった。年齢とともに描く技術には上達が見られたが、それも学校に通うようになる頃までのことだった。ゆっくりとではあるが、徐々に言語も獲得できるようになり、社会的スキルも身につけるようになっていった。九歳頃には他の人への要求を言葉にできるようになり、一二歳頃には二語文（たとえば「ワンワン　イタ」）を使うこともできるようになった。それと同時に彼女は自発的に絵を描くことはなくなってしまった。そして確実に六歳頃をピークにして彼女の芸術的な才能はその兆候を失ってしまったのだった。それは、芸術的才能以外へと投資すべき資源が多くなっていったからなのだろうか。

もう一人の自閉症のアート・サヴァンの有名人は、スティーブン・ウィルトシャーだ。彼の若い頃の詳細については、神経学者、オリバー・サックスの著書『火星の人類学者』で読むことができる。彼は幼い頃に自閉症であるとの診断を受け、当時の知能指数（IQ）は五〇程度だったようだ。彼は五歳にしてようやく言葉を覚えたのだが、興味深いことに、彼がはじめて覚えた言葉は「えんぴつ」（鉛筆）と「かみ」（紙）という彼のその後の才能を示すものだった。

ウィルトシャーには優れた教師がいた。だからといって美術の教育を受けたということではなく、絵を描くことを伸ばしながら、そのやりとりから彼は言葉やコミュニケーション能力を身に付けることができた。その点は、ナディアが学校に通うことで言語やコミュニケーション能力を身に付けたのと同時に絵を描かなくなっていったのとは異なる。

彼もまた、幼い頃からすばらしい描画能力を示していた。多くの自閉症のアート・サヴァンが、ある特定の対象に執着して繰り返し描き出すように、ウィルトシャーは建物や街並みを多く描いた。特に、大きくて込み入った建物に大きな関心を持ち、鳥瞰図のような極端な視点を好む。彼は、町の景観を少し観察するだけで、細部に至るまでをほんの短い時間で書き上げる。彼も多くのアート・サヴァンと同じように画像記憶に優れ、記憶を頼りに絵を描く。彼のニックネームが示すように、まさに彼は「生きたカメラ」だ。

彼の絵には、建物以外を省略するなど、時より変更を加えている部分もあり、彼独自のスタイルがある。それは幼い頃にすでに確立されたものだった。絵を描き始めて三〇年ほどになる現在でも、彼の頭の中に保存した画像を細密に描くそのスタイルは、一貫して変っていない。彼は十代の始め頃から数回にわたって、ロンドンやニューヨーク、ローマ、東京などの街並みをヘリコプターで上空から眺め、それらをパノラマ画としてサインペンで描いている。数メートルに及ぶ長く大きな紙を円形状に配置し、上空から見た街の風景をありのままに描いた絵は圧巻だ。建物の位置関係も階の数や窓の形状なども、見事に再現されている。

アート・サヴァンに特徴的なのは、彼らが脳に保存した世界が見事に「再現」されているということだ。物理的な意味での焼き増しではなく、彼らの脳を通じて抽象化されたものの再現だ。サックスはウィルトシャーにマティスの描いた肖像画を見せて絵を描かせた。はじめは絵を見ながら、次には絵を見ないで、一時間おきに全部で五枚描いたのだが、どの絵も細部は違っていても、驚くほど絵の雰囲気、つまり「マティスらしさ」を抽出し、さまざまな方法で自分なりに置き換えながら描いていった。ゼキは「画家は自分の希望や願望、人間もしくは社会についての洞察を、視覚媒体を通して表現する」のだと述べる。ウィルトシャーが、脳の中に蓄積した街らしさをそのままに表現することが可能なのは、脳の中の映像を無垢に表現するからだろう。

†アート・サヴァンが特別な理由

アート・サヴァンの絵には、極端な抽象化も感情の表現も見られない。それに加えて、彼らが描く絵では、シーンが全体として捉えられているのではなく、シーンを構成している物や建物や人々が個別に捉えて描かれて結果的にそれらが全体を成している。

画家のアンリ・マティスは「物事の見かけの存在を作るこの瞬間の連続の下で、物事は絶えず修正され、変わり続けているが、その根底に、より真実に近く、本質に近い特徴を探すことができる。画家は現実により持続的な解釈を与えるためにその特徴を捉えるのである」と述べる。しかし、そのことは優れた画家でさえ、容易なことではない。当のマティスでさえ、一つの作品を描くのに、何枚ものデッサンをして、絵を描きはじめても色や構造を修正しながら最終版を作り上げながら、現実に解釈を与えていった。しかし、アート・サヴァンは「見かけの存在を作るこの瞬間」を脳に画像として切り出し、それを表現するリアリストであり、解釈を加える余地を許さない。

マティスの表現の様子について、ピカソは「マチスはデッサンをつくり、それから写しなおす……彼は五回も十回も、つねに自分の線を純化しながら写しなおす……彼は、最後の、もっとも裸になったものを、最上の、もっとも純粋な決定的なものだと確信している。ところで、それは実に少なからず第一枚目なのだ……デッサンに関するかぎり、最初の一発よりよいものはない」と述べた。もしピカソが、純粋な脳の中の写真を描き出しているアート・サヴァンの作品を見ていたら、どれだけ絶賛したことだろう。

アート・サヴァンの認知能力の特徴にはどのような点があるのだろうか。ロンドン大学のプリングらの研究では、自閉症のアート・サヴァンと、同程度の知能指数を持つアート・サヴァンでない自閉症者、学習障害のある成人、美術を専門に学ぶ学生と、そうでない学生など、さまざまなグループに対して、いろいろな認知検査の結果を比較した。

たとえば、積木模様を使った絵の再現テストでは、アート・サヴァン群はそうでない自閉症群よりも成績が良く、アート学生群ほどではないものの一般学生群と同程度の成績であった。積木での再現テストでは、自閉症のアート・サヴァンは、そうでない自閉症者よりも、見ているものを手で能動的に構成する能力が高いことが示された。いろいろな点で、アート・サヴァンは、そうでない自閉症や他の発達障害のある人たちとの違いはみられるが、とはいえ、美術を専門的に学ぶ学生と同程度の能力を示すことはなかった。

アート・サヴァンの描く世界は特別だ。その理由は、同じ自閉症や知的障害のある人とは異なる表現が見られるという点と、同時に、上手な画家とは異なる表現が見られるという点の二つだ。彼らのアートの才能が開花し、彼らの絵が魅力的なのが、障害が「あるにもかかわらず」なのか「あるからこそ」なのか分からないが、おそらくその両方が理由なのだろう。

†脳の障害や疾患はアートの何を教えてくれるか

アート・サヴァンには画像記憶などの認識の側面では共通した特徴があるものの、表現そのものはさまざまだ。彼らの表現は、発達にともなってある程度上達することはあっても、表現の様式は幼いときからさほど変化することはない。彼らの脳の構造的な特徴を調べれば、彼らの表現の特徴が脳のどのような仕組みと結びついているかが理解できそうなものだが、今のところ彼らの脳の構造や活動状態そのものを調べている研究はない。

アート・サヴァンではない画家の場合はどうだろうか。幼い頃から絵を描くことが好きで学校などで描き方を学んだ多くの画家の場合、絵を描く表現の様式は、彼らが獲得しえる技術のなかから彼ら自身によって選択されたものだ。ある表現には、ある特定の身体運動とイメージ化（表象）をともなうので、何年もの長いあいだ特定の様式で描くことで、脳は構造として変化（脳の可塑性）する可能性がある。

脳の仕組みとアートの表現の様式や特徴との結びつきを示した研究は、脳機能の画像研究にはほとんどない。しかし、その結びつきを示す手がかりは、画家でなおかつ事故などで脳損傷を負った患者や、精神疾患や認知症を患った症例において、わずかながらではあるが示されている。事故や病気による脳出血や脳の疾患は、脳を部分的に損傷させ、認識や運動などのさまざまな側面に影響を及ぼしてしまう。絵を描くことは、認識と運動の両方が重要なのだから、脳の障害は画家にとって致命傷となる。

オリバー・サックスの『火星の人類学者』に登場する色覚障害の画家、ジョナサン・Iは、車の運転での交通事故による脳出血の結果、色が分からなくなった。色覚異常は、網膜の色波長に感度をもつ錐体細胞の異常が原因となるだけでなく、脳出血などで脳皮質が損傷を負った場合にも起こりうる。ジョナサン・Iの場合、脳の後頭葉の視覚皮質にある第四次視覚野（V4）やその関連部位にある色彩を構築する中枢が損傷したことで「大脳性色覚異常」となった。事故前、彼は色彩豊かな抽象画を描いていたが、事故後の葛藤と実験の末に彼の描くものは彼の認識する世界と同じ白と黒の表現となった。彼の認識の変化が、絵画の表現を変えてしまったわけだ。

損傷や疾患によって変化した脳の場所が認識や行動へと影響する例はさまざまだ。このような脳の変化がアートの表現や創造性として現れた症例は、MRI等によって脳を画像化できるようになるずいぶん前から報告がある。

†脳障害によって変化する表現、変化しない表現

脳卒中などで脳に脳血管障害を起こしても、彼らの認識や運動をつかさどる脳の領域に損傷がなければ、画家が描く能力を失うことはない。画家は絵を描かずにはいられないはずだ。脳に障害が現れても彼らは描き続ける。特に左脳が損傷を起こした場合にはしばしば失語症が生じるが、失語症を起こした場合でも、画家が描く能力を失ったという例は今のところ知られていない。言語に障害が生じても、描画には障害が生じないということは、脳の中で、言語とアートの表現とが基本的に分離していることを示している。

といっても、彼らの描き方、つまり表現方法やスタイル（様式）が変化した例は知られている。画家の患者のなかには、発症の前後で表現方法が変化し、それが失語症の回復とともに表現方法がもとに再び戻ったという例もある。その画家はもともと象徴的表現を好んで、描くものを何かのシンボルとして置き換えて描いていたが、それは象徴的な操作には言語が重要な役割を果たしているからだろう。

左脳に言語野が局在しているというのは一般的な見解だが、右脳のみに損傷が見られても失語症になる場合がある。右脳が脳血管障害を負って失語症になった画家の例でも、やはり描画能力そのものには影響はみられていない。「言葉は左脳、芸術は右脳」とよくい

うが、そうとも限らないということを示している。

事故や脳卒中など、突然に脳が障害を受けたのではなく、病気によって脳に障害が起きる場合には、ある程度ゆるやかに変化が進行していく。アルツハイマー型認知症やパーキンソン病はその例だ。そのような進行性の脳の疾患をもつ画家の例でも、症状が進行して脳に萎縮が生じても描画能力はある程度保たれることが多く報告されているが、脳の萎縮がひどく進行すると、やはり、運動機能や記憶などさまざまな認知機能に障害が生じて最終的に絵を描けなくなってしまう。

進行性の脳疾患を負った著名な画家には、ウィレム・デ・クーニング（一九〇四―一九七七）がいる。彼はポロックやロスコと並んでアメリカの抽象表現主義を代表する作家であり、第二次世界大戦後のアメリカを美術大国へと押し上げた一人だ。彼の絵画は、激情的な色彩で覆われた、抽象とも具象とも分類することが難しい表現が特徴的であり、感情表現の画家として評価されている。特に、彼の「女」シリーズは、彼の女性への嫌悪感や、不安、残酷さの感情などが表現されているとされ、有名だ（第四章扉）。

デ・クーニングは七〇歳になる頃から認知症（アルツハイマー症候群などの合併症とされる）となり、それに伴う運動や認知能力の低下によって創作活動が鈍り始めた。家族や友人の助けもあって絵を描き続けることができたが、以前の激しく厚塗りな色彩やグロテスクな表現は影を潜めていった。症状の悪化とともに、曲がりくねった線によって面を構成し、より抽象度が高まり、簡素化されていった。認知症であっても、抽象表現主義は彼のなかで維持され続けた。しかし、病気が原因か高齢になったことが原因か、色彩や明暗の認識は以前とは変わっていった。認知症の進行にともなって、作風や表現に変化が生じても、それでも絵を描くことはできた。しかし、発症以降、いつ絵を描き終えたらいいのか分からなくなってしまったという。

画家の芸術的能力は、長い年月をかけて訓練の結果として獲得されたものだ。認識、思考、表現のための身体運動などに関わるそれぞれの脳の領域が、複雑にかつ強く結びつきながら、アートは生み出されていく。アメリカの神経科学者ダリア・ザイデルは、「彼らの芸術的な能力は、脳のさまざまな領域を含む広範なネットワークが関与するかたちで、脳内に多重に表象されていることを示す格好の例とみることができる」と述べている。

†突然の脳損傷や病がアーティストへと変える

脳血管障害によって、突然アートに目覚めてしまうという例もある。くも膜下出血に倒れたトミー・マクヒュー（当時五一歳）だ。病後、彼は生活に復帰するやいなや、それまで興味もなかった絵画や彫刻などの作品を作りたいという衝動に駆り立てられるようになった。それ以降の人生は、創作活動そのものとなった。幸運にも、彼は知的にも運動面でも大きな障害は残らなかった。倒れた直後は、右半球の視覚野の機能が障害を受けたことが原因となって左視野の空間無視が生じたが、絵を描くようになってからは改善していったようだ。ただ、彼は脳血管障害によって、言いたいことを抑えることができなくなったり、仕事や気分の切り替えがうまくいかなくなったりしてしまったようだ。つまり思い立ったらそれを抑えきれなくなったのだ。

「抑えられない」ことは、彼が絵を大量に描くことにつながっていった。マクヒューは何百枚ものスケッチを描くようになった。特に人の顔を描いた。そして大きなキャンバスに描くようにもなった。まるでアート・サヴァンが彼らのやり方に固執し、非常に高い集中力で創作に取りかかるように、マクヒューも何かに取り憑かれたように絵を描き、彫刻作品を作った。とはいえ、創作意欲は急激に高まっても、表現技術自体が突然に上達したということではなかった。それまでの彼は、絵を描くことや彫刻をすることの訓練を受けてきたわけではなかったのだ。そういう意味では、芸術的才能の変化というよりも、むしろ感性の変化としてとらえることが可能であろう。

パーキンソン病の患者が治療の経過とともに、マクヒューと同じように、アート作品の制作に夢中になりだしたという例もある。パーキンソン病では手足が震えたり、筋肉が硬直したりするなど、身体運動が障害されてしまう。患者は投薬による治療を十数年来受けてきた。しかし、彼の体の動きはますます悪くなりつつあった。ただ、知的な面ではほとんど障害を受けることはなかった。発話も言葉の理解もはっきりとしていたという。

患者は気晴らしのために絵を描くことを勧められた。手が震え、なかなか動かないながらも何とか絵を描いた。描き出した当初は、ゴッホの絵に刺激されたように、写実的とは言えないながらも具象画を描いたが、次第により抽象的なものを描くようになった。そして、マクヒューと同じように、絵を描くことにのめり込み、数年で何百もの作品を描くようになった。マクヒューは素人だったが、パーキンソン病のその患者はもともとグラフィックデザイナーを仕事としていただけに、絵を描く技術は持ち合わせていた。しかし、創作意欲は高まっても、技術そのものが上達したわけではなかった。

患者は病気の進行に合わせて薬を変えるようになっていった。パーキンソン病の治療薬にはドパミン作動性薬があるのだが、彼のアートへの衝動性は、薬の作用によるものではないかと考えられている。ドパミンは中枢神経系に存在する神経伝達物質で、運動調節に重要なのだが、同時に快の情動や、意欲、学習などさまざまな脳の機能に関わっている。本書でもしばしば登場した報酬系というのはドパミンが作用している。だからこそ、患者は絵を描くことにおいて脳の快や意欲が増すように治療薬が影響したとも考えられている。

†脳の変化がアートの見方を変える

アートを表現する側だけでなく、作品を鑑賞する側も、脳が変われば見方に変化が生じる。稀な例だが、脳損傷によって、見ている対象が何であるかは分かっているのに、その対象から普通に生じてくる感情が持てなくなる「視覚性感情欠乏症」という例がある。特に、右脳の後頭葉から側頭葉にかけての下側(腹側)が障害されることが原因となるようだ。しばしば人の顔を見ても誰だか分からない、場合によっては顔であることも分からないという「相貌失認」の症状を示すこともある。

たとえば、花を見て、病前にはきれいだと感じていたものが、病後にはそう感じなくなってしまうのだ。ある患者は「花を見ても、花を自然の一部として捉えることができないようになり、模造品のように見てしまう。風景を見ても虚しく、見て味わうことができない、そこに美を捉えることができない」と述べる。そして、現実の世界に生きているという感覚が失われてしまう感覚(現実感喪失)をともなうようだ。アート作品の見方、感じ方も、病前と病後とでは異なるだろう。私が好きなモーリス・ユトリロが描いたパリの小道は、彼らには虚しく白々しい現実離れした絵に感じられてしまうのだろう。

そのような症例では、音楽を聴いて感動するなど視覚以外の感覚を通じた感性には問題はないといわれている。視覚を通して得られる感情だけが失われてしまうのだ。もちろん、脳の障害される部位が異なれば、視覚的には問題ないのに、聴覚的な感情が失われることもある。たとえば、モーツァルトの音楽を聴いて、その曲が何であるか分かっても、ふだんそこに感じていた感情が得られないということだ。

脳の中で、対象が何であるかという認識を作り出す脳のシステムと、その対象から沸き起こる感情や意欲を作り出す脳のシステムとは、ふだんはつながって連動しているものなのだが、突然の脳の変化で認識と感情のプロセスが分離されることがある。感情欠乏症の例だけでなく、先に紹介した、脳損傷でアートへの意欲が突然変化したマクヒューやパーキンソン病の患者の例でも、それらの二つのシステムが独立して働くようになったということだろう。

ふだん、認識と感情のシステムは連動しているから、見たり聴いたりするものに美しさを感じたり気持ち悪いと感じたりするのだが、その反対に気分や感情が感覚を変えてしまうこともある。統合失調症の患者の幻視や幻聴はそのことを示しているだろう。画家は感情を絵に表現するが、その表現は彼らが見た感覚そのものというよりも、感覚を通して築きあげられた脳の中の出来事なのだ。もしかしたら、ゴッホが描いた厚塗りで渦巻き状にうねり表現された夜空を表した『星月夜』（第二章扉）は、彼の精神的な病気が感じさせ、彼が脳の中に作りだした夜空なのかもしれない。

脳は、脳血管障害や病気だけでなく、手術で脳の部分切除を行うことでも変化する。てんかん発作がひどい患者の場合、発作的な痙攣や意識障害がたびたび起きてしまい、側頭葉を部分的に切除することで治療することがある。そのような側頭葉の部分切除によって、絵画や音楽、文学などの芸術的な好みが変化したという報告や、家族に寄せていた愛情が感じられなくなってしまったという例も知られている。

†心の病とアートの表現

アートと心の病（精神障害）との間の関係もこれまで議論されてきている問題だ。心の病といっても、結局のところ脳の複雑な働きが原因になっているので、脳の病といっても良いのだが、認知症などと比べて、脳の解剖的性質の障害が明瞭なわけではない。

ゴッホ（一八五三—九〇）が晩年、双極性感情障害（いわゆる躁うつ病）を患っていたことはよく知られている。また、てんかん発作症状やさまざまな精神疾患に悩まされていたという説や、アスペルガー症候群だったという説もある。彼の躁のエネルギーは彼に膨大な数の作品を描かせた。三七歳で自殺するまでの最後の一年半で三〇〇点にもおよぶ作品を残しているが、ゴッホの作品で特に評価が高いのはこの頃、晩年のものだ。

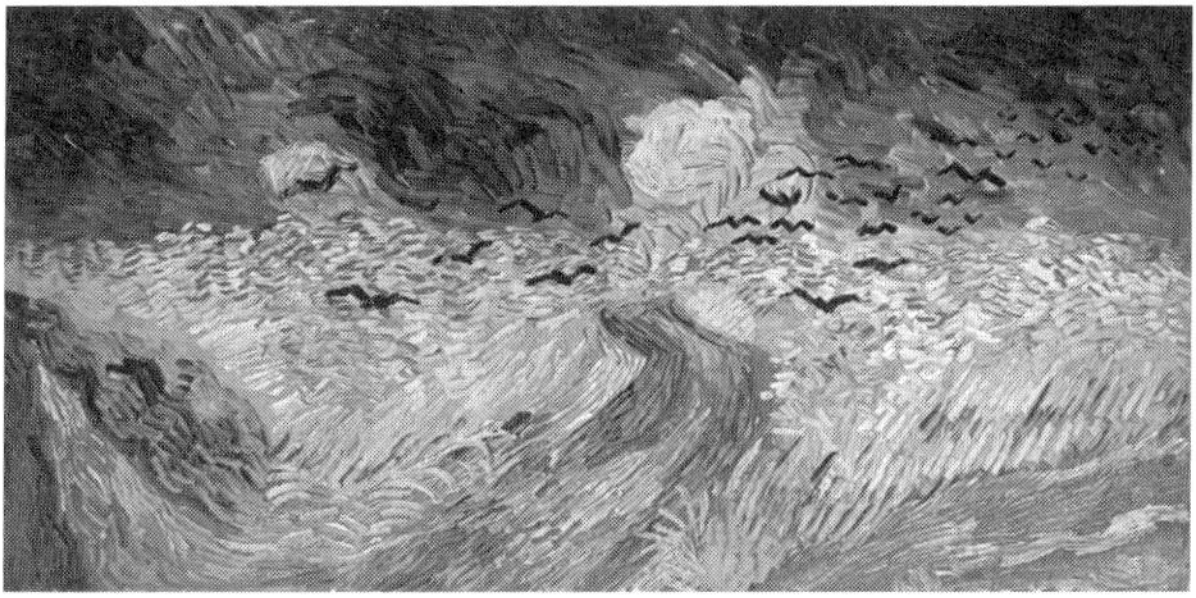

図20　ゴッホ『カラスのいる麦畑』(1890年、ヴァン・ゴッホ美術館)

ゴッホの躁が彼に描くためのエネルギーを与えたのに対して、うつは彼に濃縮した表現を与えた。ゴッホは、自殺する直前に何点かの麦畑の絵を描いた。それらの絵のなかには、躁状態で描いたであろう比較的鮮やかな明るい色で描いたものと、嵐の前ぶれのような暗い空と風に揺れ動く麦畑の上を飛び交うカラスの群れを描いた『カラスのいる麦畑』(図20)に見られる、うつ状態が映し出されたような作品がある。その絵について、彼は弟のテオに向けた手紙のなかで「それらは不穏な空の下の果てしない麦畑の広がりで、僕は気がねせず極度の悲しみと孤独を表現しようと努めた」と述べている。

ゴッホだけではなく、多くの画家がうつ病などの気分障害や統合失調症などの精神障害を患っていたと知られている。ゴッホと同じ時代を生きたムンク(一八六三―一九四四)もその一人だ。彼は統合失調症だったとされている。ムンクについては先にも少し触れたが、『叫び』

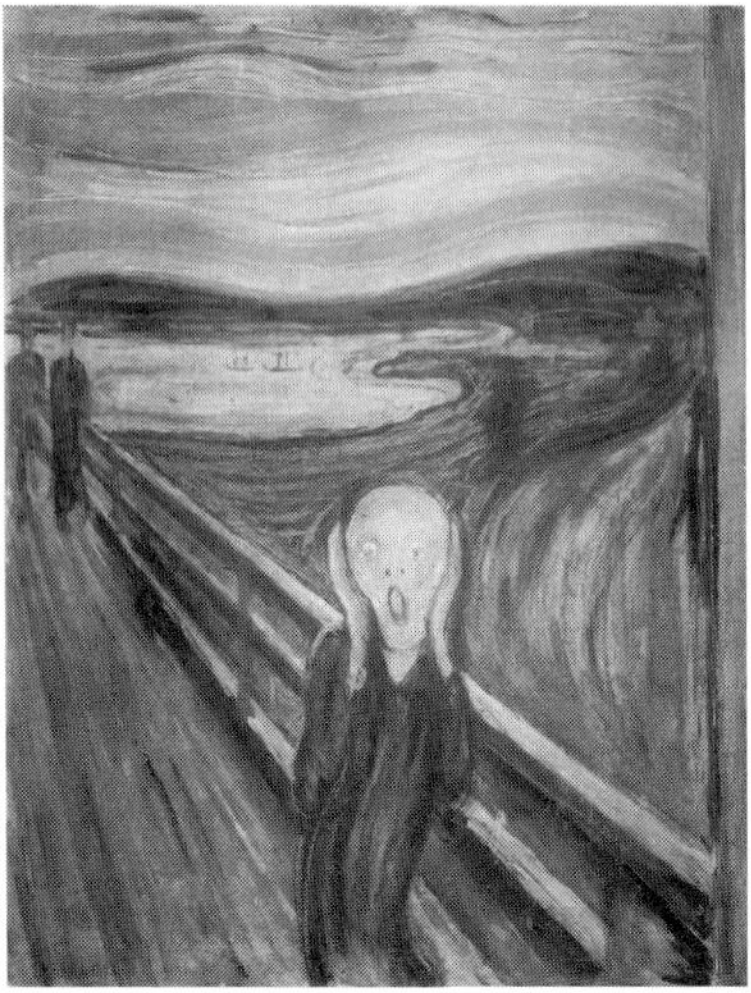

図21　エドヴァルト・ムンク『叫び』(1893年、オスロ国立美術館)

(図21)や『マドンナ』などの絵で知られ、作品に不安や死、孤独、恐怖が表現されている。彼が統合失調症をはっきり示すようになったのは、『叫び』などを描いてから一〇年ほどが経ってからだが、すでにそれらの作品を描いている頃には、発症前駆期にあったのではないかという指摘もある。統合失調症の前駆期には、気分変化が激しくなって、苛立ちや不安、落ち込みが増え、妄想や幻視の兆候も出だすとされている。

　ムンクの作品に見られる不安や孤独は彼の病的なものの現れであって、それが世紀末の人々がもっていた集団心理と重なったものと見ることができる。精神障害に関わらず、私たちは誰しもが不安や孤独を心の中に抱えている。多くの画家もそうだっただろうし、それが読み取れる作品も少なくない。しかし、ムンクの作品は、不安と孤独と絶望とを芸術へと昇華させた。そのような表現は、他の画家の表現とは一線を画するものだ。

†アートの内と外

これまで見てきたように、脳の障害や心の病はアートの表現や意欲に影響するが、能力そのものには影響しない。デ・クーニングが認知症を患ったとき、決して脳の病が彼をスターにしたわけではなく、彼はすでにアメリカ現代アートの巨匠となっていた。ピカソとともにキュビズムを大成させたブラックは、第一次世界大戦がヨーロッパで広がると出征して、戦地で外傷性脳損傷を負ったことで戦後に描いた作風ががらりと変わったとされるが、それもまた彼の名声自体を高めることにつながったわけではない。

確かに、マクヒューのように脳障害がアートへの情熱を駆り立てるような例がいくつか知られ、特にマクヒューの場合にはメディアでしばしば取り上げられたので注目されてきた。アートの素人が脳の障害や病気によって表現が変化し、意欲が変化することはあっても、彼らの作品がアートの世界で注目されたことはほとんどなかった。

しかし、一九七〇年代以降、精神障害者の描き出す独自の世界が注目されるようになり、「アウトサイダー・アート」とよばれ、新しいアートとして位置づけられるようになった。アウトサイダー・アートは、きちんと美術教育を受けていない人々の独自の世界を表現するものだ。西洋美術史の流れに位置づけられるインサイダー、メインストリームのアートの対極に位置づけられる。特に、精神障害者や知的障害者、幻視者、霊媒師など、さまざまな作り手による個性豊かな作品をそうよぶ。広くは、子どもの絵やアフリカなどの原始美術、アート・サヴァンの作品や、さらにはマクヒューのような脳障害によってアートに目覚めた画家たちの作品も、その範疇に入れることができる。

アウトサイダー・アートが注目されるには牽引者がいた。戦後のフランスの前衛画家ジャン・デュビュッフェ(一九〇一―八五)だ。四〇歳を過ぎて画家としての仕事を始めたデュビュッフェは、「ありのまま」を貫いた画家だ。彼は「アール・ブリュット(生の芸術)」という言葉を好んで使い、芸術的教養に毒されていない人々の作品を賞賛した。スイスの精神科医たちから精神障害者の絵を譲り受け、ヨーロッパ各地からアウトサイダー・アートを収集した。

デュビュッフェにとってのアール・ブリュットの持つ意味は、伝統的な知識と対峙することだった。彼はそれをタブララサ(空白の石版)ともいう。哲学のなかで繰り返し用いられた言葉であるが、人は生まれたときには何も書かれていない板のようなものであり、後の経験によって知識がその石版に刻まれていくという、経験主義哲学にはおなじみの言葉だ。デュビュッフェが用いたタブララサとは、芸術に対して、無垢であること、純粋であること、ありのままであることの表現を意味している。

デュビュッフェ自身の制作においても、ありのままであることは重要であった。泥や砂、漆喰、ガラス片などの普通使われることのない素材を組み合わせ、厚塗りに表現したその絵画は、ありのままの現実を再現した作品とされる。子どもの落書きのような題材や表現は、知識人的なアートの価値観とは対極に位置づけられる。

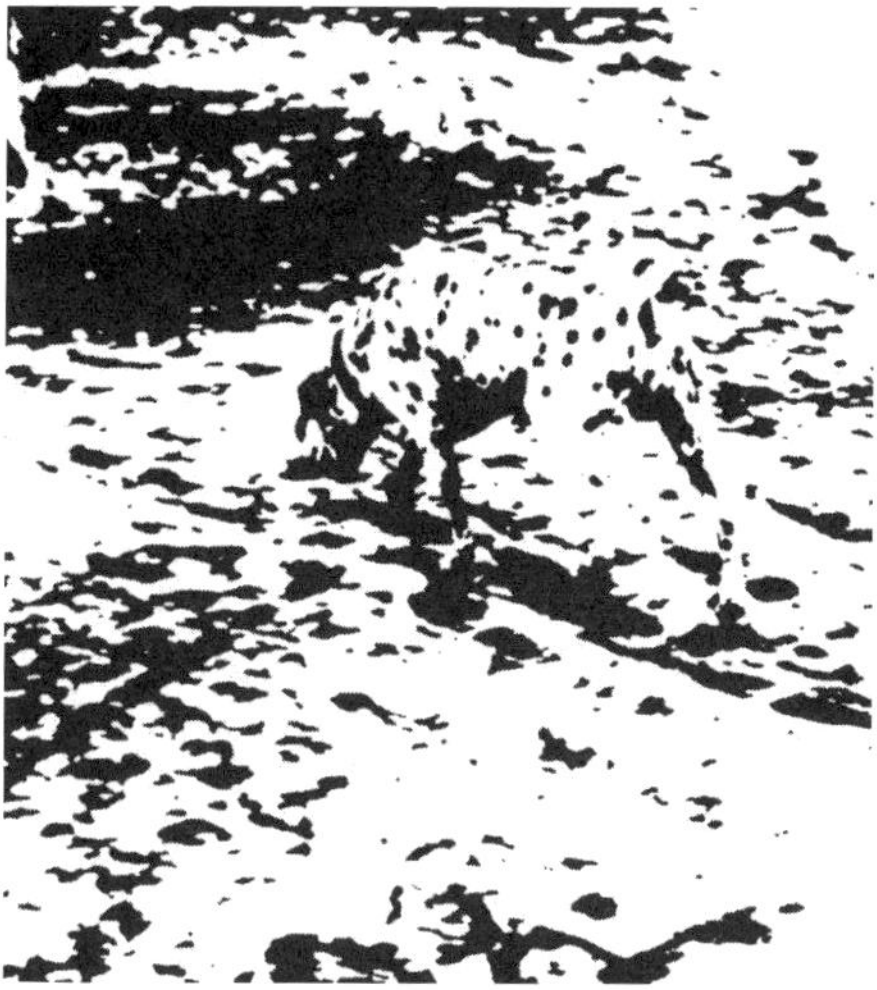

図22　白黒の斑点に埋め込まれた「何か」

私たちは、ひとたび伝統的な芸術教養にさらされてしまうと、芸術的無教養にはなれない。人の認知は、それまでに獲得した知識や概念をもとに新たな経験によって、それらの知識や概念を再構造化する。それは、図22に示されるように、はじめは白黒の斑点が広がっているだけのように見えても、一度ダルメシアン犬を見つけてしまうと、もともと感じていた白黒の斑点の広がりだけを再び見る経験をすることができないのと同じだ。

†アウトサイダー・アートが発見された時代

デュビュッフェが注目する以前に、精神障害患者の描く世界に関心を寄せた精神科医はすでにいた。アウトサイダー・アートとよばれる前のことだ。彼らは絵を収集・展示し、本を出版して紹介した。アウトサイダー・アートの作品へのまなざしは、賛否それぞれであった。それらの作品は、クレーらの表現主義やマックス・エルンストらシュルレアリスムの画家たちに影響を与えることになった。

アウトサイダー・アートの表現はさまざまだ。ただ共通していることは、彼らの心の世界が、美術教育を受けてないがゆえに限られた技術と技法によって、純粋に表現されているということだ。その純粋さは、具象と抽象とか、知性と感情とかの極の対立を超えて、見る人に訴える。

アウトサイダー・アートが注目されるようになったのは、第一次世界大戦から第二次世界大戦までのヨーロッパの画壇においてである。その頃、セザンヌとゴッホの影響が色濃く残りつつも、さまざまな芸術運動がヨーロッパに起きていた。パリでは、ピカソやブラックらによるキュビズムや、アンドレ・ドランやモーリス・ド・ヴラマンクらによるフォーヴィズムが成熟した頃だ。トリスタン・ツァラらがダダイズムを起こし、その後、アンドレ・ブルトンによるシュルレアリスム宣言（一九二四年）へと続いた。ドイツでの表現主義やイタリアでのフューチャリズム（未来派）、ロシアでのシュプレマティズムやロシア構成主義も同じ頃だ。

これまでのアートにない新しいものが望まれた時代だった。写真の普及によって、絵画の根本が問われた。新しいアートを望む者は、あらゆる伝統を否定し、資本主義を含む保守的な権威に対峙した。多くの芸術運動が「新しいアートとは何か」に迷走し、「アートとは何か」という概念を転換させることに躍起になっていた。デュシャンがニューヨークのアンデパンダン展（一九一七年）に『泉』（既成の男子用小便器に「R. Mutt」と署名した作品）を出品したのも同じ頃だ。

その頃、ピカソはアンリ・ルソー（一八四四―一九一〇）を見いだした。一九〇八年頃、たまたま古物商でルソーの『女性の肖像』（一八九五年、図23）を掘り出したのだ。ルソーはアウトサイダーの画家たちと同じように職業画家としての訓練を受けていなかったし、技術的には拙いものだった。ルソーが、税関吏だった仕事を辞めて画業に専念したのは四〇歳になる年だったし、生前には決して評価が高いものではなかった。それでも当時の画家たちは、ゴンブリッチが述べているように「彼の絵には、強くて率直で詩的な力が宿っていて、人びとは彼を偉大な画家と思わないわけにはいかなかった」。ピカソだけでなく、カンディンスキー、さらにはダリらシュルレアリスムの画家たちのように新しいアートを求めていた画家たちに強い影響を与えた。カンディンスキーはルソーについて「素朴さに秘められた新たな可能性に道を拓いた。かれの多面的才能に見られるこの価値は、目下のところ、われわれにとって最も重要な価値である」と述べている。

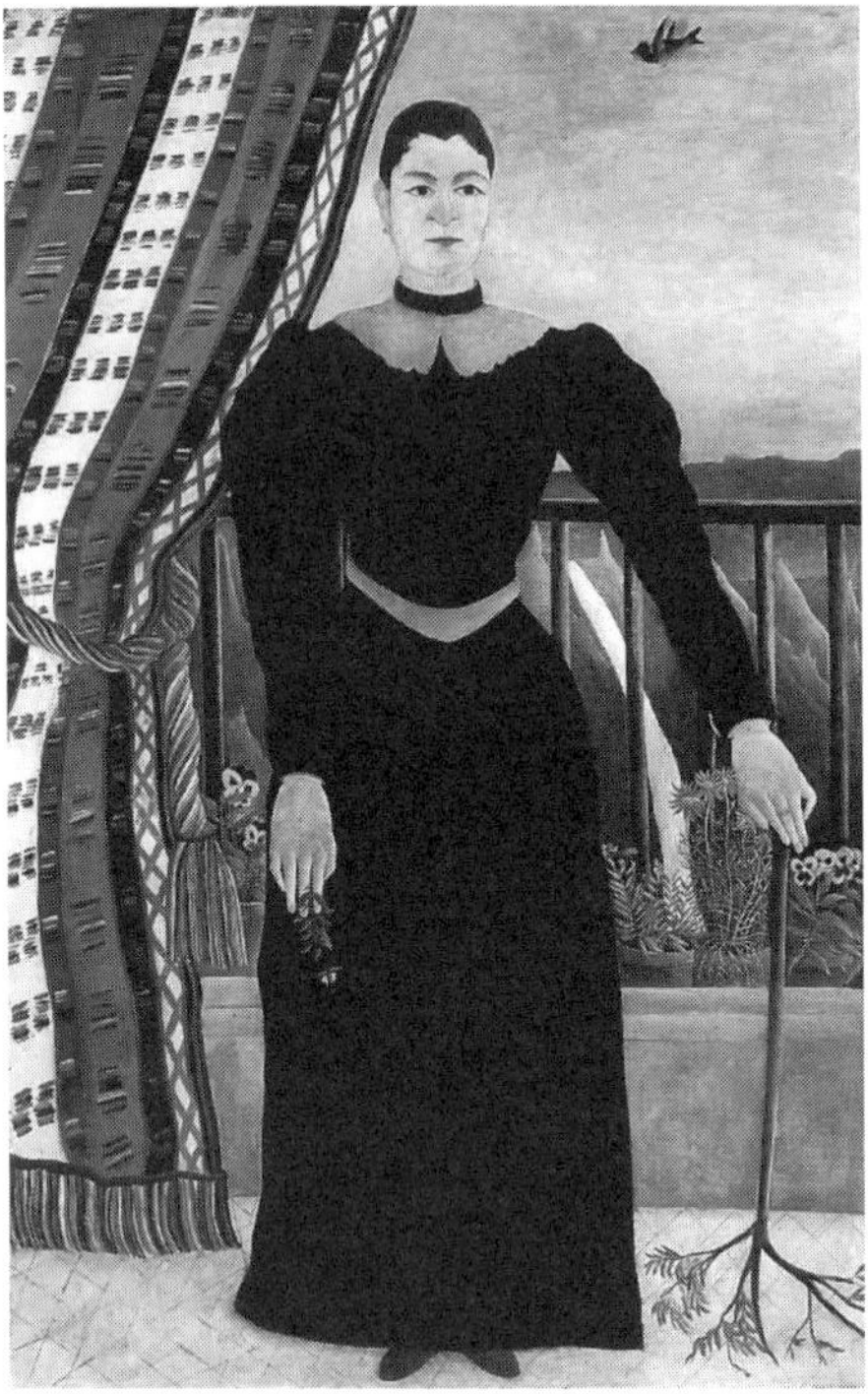

図23　アンリ・ルソー『女性の肖像』(1985年、ピカソ美術館)

一方、デュビュッフェは、一三歳という多感な時期に第一次世界大戦が始まるのを目の当たりにした。彼の父によって「下品な愛国心をたたきこまれたが、私はそれに対して次第に嫌悪と反発を感じるようになった」という。彼は偉大な観念や文化の主流を拒絶し、日常や生の素材へと関心を向けていった。デュビュッフェは、若いときにはセザンヌやキュビズムにも影響を受け、実質的に画家として活動する以前には写実的な絵を描いていたが、二〇歳を過ぎた頃に精神障害患者の絵が紹介された本を見て、衝撃を受けた。四〇歳を過ぎて画家として生きる決心をした以降は、従来のアカデミックな技法を無視して、自分だけの試みを大胆に展開していくこととなる。

デュビュッフェは、「芸術は目に対する以上に精神に対して訴えかけねばならぬ」という。従来のアカデミックな技法では、人の精神に訴えることができないと考えた。それは、アウトサイダー・アートの純粋さによる影響だったに違いない。彼自身は、「アンフォルメル（非定型の芸術）」を表現の方法とするようになった。ほとんど形が失われてしまうほどに絵具が盛られ、グロテスクに変形された対象の意味がほとんど崩壊されてしまうほど抽象化が進んだものだ。絵を見るものに、生理的嫌悪を生み出させることとなったが、彼は「私は絵画が絵画でなくなるぎりぎりの限界で、それを蘇生させたいと思う」という衝動をむき出しにして表現に取り組んだ。

†アウトサイダー・アートの背景に脳はあるか

マッジ・ギル、ヘンリー・ダーガー、ラファエル・ロネなど、すでに多くがアウトサイダー・アートの作家として世界的に知られている。彼らの作品から感じるのは、既成概念にとらわれない表現の強さと多様さ、純粋さだ。そして、彼らが創造へと衝動に突き動かされた意志を感じさせる。

画家でありアートセラピストでもあるデイビッド・マクラガンは、アウトサイダー・アートに直接つながる特徴は「例えばファクチュール（絵の具の層の付き方）が異常であるとか、素材が中古品であるとか、正式な描き方に対して全く無頓着であるとか、互いに無関係なモチーフがこれでもかと詰め込まれている、強迫観念のように同一形式を反復しているとか」にある可能性を指摘する。このような特徴はなぜ生じるのだろうか。

私が研究者として興味を寄せられるのは、彼らの独創的とされる表現が、彼らの心理的あるいは神経科学的基盤とどのようなつながりがあるか、その特徴を見いだすことだ。アウトサイダー・アートに限らず、アートに見られる特徴は、作品単独だけで分かるものではなく、一人の作家の一連の作品のなかに見られる作風や様式に一貫して表現されている。

アウトサイダー・アートの場合、作家の背景にある個人の来歴や病理学的症状はとても複雑であり、それが表現とどのように結びついているかを明らかにすることは容易なことではない。実際、アウトサイダー・アートとしてこれまで取り上げられてきたかは別にして、さまざまな精神障害の症状と創造性のさまざまな側面のつながりは精神医学や心理学の研究のなかですでに多く調べられてきた。

統合失調症の病因が、ドパミンとよばれる脳の神経伝達物質の過剰さと、神経活動の抑制が効かないことにあるということは精神医学のなかで広く受け入れられている。患者が示す衝動的な創造性や作品に描かれる彼らの幻覚や妄想の背景に脳の複雑な働きが関与しているということだ。彼らの衝動性は、彼らの作品作りへと転化することもあるのだろう。統合失調症者では、明暗の対比や動き、奥行きなどのさまざまな基本的な視覚能力の低下がみられることが知られているし、それらの統合が弱いという指摘もある。われわれの既成概念にとらわれることのない彼らの描く形と色などのミスマッチな表現は、統合の難しさや、抑制が効かない脳の働きがゆえに極端なものにさせているのかもしれない。さらに、彼らは特定のものに対して適切に注意を向けることが難しいという病態が指摘されているが、それは表現において詳細を省く傾向にあることと関係しているのかもしれない。

「作品というものは、作家自身が意識的に統制しきれないような、本能的で自動的な心や体の反応に支配されている」という前提がアートの世界にはある。それは、シュルレアリスムにおいては「無意識」と称せられた。本能的で自動的に現れる表現は、作家の感覚や認知の表れでもある。統合失調症者の作家たちが表現する形状や色は、不自然で現実世界からは逸脱したものであることも多い。その逸脱は、見る人の脳の背外側前頭前野の活動を高める。違和感や不調和を感じるときに活動する場所だ。原因と結果の因果関係が異なるとき、逸脱を見つけ出し、矛盾を解決するために働くのだ。シュルレアリスムの作家たちは、あえて違和感が生じるような表現をしたが、アウトサイダー・アートの作家たちはそれを彼らの感覚の表れとして本能的に表現したまでだ。

統合失調症に限らず、さまざまな精神障害や脳神経障害による感覚や認知の変化はさまざまだ。自閉症の作家たちが示す特定の物事への強い執着は、同一形式の強迫観念的な反復を生み出すなど、その症状に由来する感覚や認知の違いはアウトサイダー・アートにおいては作家の個性と独創性の源泉の一部となっている。アートや美の源泉は一つではない。ただ、その背後に脳の働きがある、ということをアウトサイダー・アートの作家たちとその作品は教えてくれる。

†創造性の源泉から見えてくるアートの姿

本章では、発達障害や脳機能障害、精神障害といった脳や心の障害を通してアートの表現や成り立ちをいくつかの事例を挙げて見てきた。本章を通して見えてくるのは、創造性の源泉が脳の複雑な仕組みや働きにあるということだ。彼らの事例や作品は、アートとは何か、美とは何かを改めて私に考えさせてくれる。彼らの作品を通して、私に思い出させてくれる言葉は、

「見る人聴く人が創作家の受けた心持に感染しさえすれば、それでちゃんと芸術になる。一度味わった心持を自分の中に呼び起して、それを白分の中に呼び起した後で、運動や線や色や音や言葉で現わされる形にしてその心持を伝えて、他の人も同じ心持を味わうようにするところに、芸術のはたらきがある。芸術とは、一人の人が意識的に何か外に見えるしるしを使って自分の味わった心持を他の人に伝えて、他の人がその心持に感染してそれを感じるようになるという人間のはたらきだ。」(引用者注：心持とは「気持ち」と同じ意味)

というロシアの偉大な小説家トルストイの文章だ。

マクラガンは「絵画を見るとき、筆さばきやそこにできたマチエールを見て、それが特に顕著だと思われるとき、それらの特徴が描かれたときのことを無意識的に追体験する」

と鑑賞者の作品世界への参入の重要性について述べる。つまり、鑑賞者が想像の中で画家の行為を追体験するということだ。アートに触れる人は、ただそれを感じるだけでなく、作品世界に参入する。ジョルジュ・ルオーの輪郭がはっきりと描かれた厚塗りの作品を見れば、つい画家が描いているときの力強い筆さばきを追体験するだろう。哲学者のデニス・ダットンも、「芸術作品の価値は創作の背景に人の行為があるという仮定からきている」と述べている。アートとは、作家の感覚を映し出す行為の記録なのだ。

アートを楽しむということはフィクション（架空）の世界を楽しむことであり、想像力が必要だという考え方にも一理ある。進化心理学者のトゥービーとコスミデスは、フィクションの能力には生物学的な利点があるのだと述べている。しかし、アートは、生み出す人の現実にあることも事実だ。本章で取り上げたアートの作家たちは、現実とフィクションの境界の区別がつかなかったり、フィクションに思いをはせるのが苦手だったりする。彼らの想像力は、構成されたフィクションの世界にあるのではない。彼らのリアルな感覚にあるのだ。

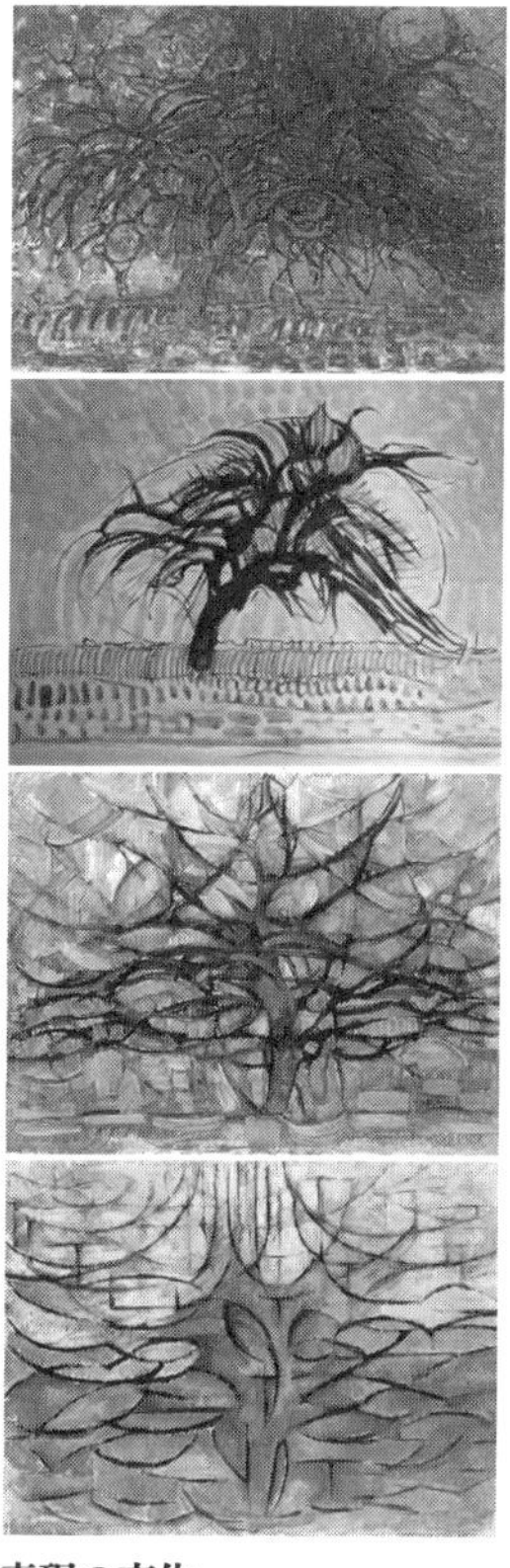

モンドリアンの木の表現の変化

上段から、『赤い木』(1908年)、『青い木』(1909-10年)、『灰色の木』(1912年)、『花咲くりんごの木』(1912年)、いずれもデン・ハーグ市美術館

第五章

アートに習熟する脳

†アートの適齢期

時代とともに、職業美術家のありようや、美術の高等教育の役割は大きく変わってきた。アンリ・ルソーやアンドレ・ボーシャンなど、素朴派の画家たちは職業画家としての訓練を受けてきたわけではなかったし、二〇世紀以降に成功した美術家にも美術学校にいっていない者は多い。それは、前章でみてきたアート・サヴァンやアウトサイダー・アートの画家たちも同じだ。

職業美術家として教育を受けたとしても、彼らが美術学校などで絵を学び始めたのは一〇代の後半から二〇代の前半であることが多い。ルネサンスなど、美術家が芸術家というより職人だった時代では、一〇歳代前半で弟子入りして工房で修業を積むことは少なくなかった。それが一七世紀以降になると、職業美術家としての専門的な訓練を受けるために、多くは美術アカデミーや美術学校に入学して学ぶようになった。新古典主義の巨匠ドミニク・アングルは一二歳で美術アカデミーに、ピカソは一〇歳ほどで美術学校に入学して学んだが、一〇歳代前半から学校で美術を学ぶことはきわめて稀だった。

音楽、ことピアノやヴァイオリンをはじめとしたクラッシック音楽の楽器の演奏については、幼い子どもの頃から習い始めることが多い。それは今も昔も変わらない。一八世紀頃では、一〇歳代前半で演奏家として名をはせた者も珍しくない。それに比べると美術の場合には、きちんと習い始めるようになる時期はかなり遅い。

しかし、絵画や音楽に限らず、ダンスでもスポーツでも、本格的にやろうとするならば基礎基本を学ぶことから始めなければならないのは同じだ。特に、ピアノやスポーツのように、特に身体的なスキルの獲得は、ある程度子どもの頃からやっている方がスキルの習得は容易だとされる。しかし、何をするにも、そのことをうまく始められる時期というのがある。心理学ではそれをレディネス（準備性）という。つまり、何を本格的に取り組むかに、適齢期があるということだ。

美術を始めるための適齢期はいつなのだろうか。誰しも子どもの頃には絵を描いていただろう。子どもは、鉛筆やクレヨンを握ることさえできれば、いつからでも絵を描くことはできる。しかし、二歳過ぎくらいまでは殴り描きだし、三歳を超えるようになってようやく形らしきものが生まれるが、人物を描くにも「頭足人」とよばれる頭に直接手足が伸びた形となる。本格的に、子どもが絵を描くためには、単に手の運動の調整ができればよいというだけでなく、表現したいことをイメージとして思い描けなければならない。さらに描きたいという意志や意欲が求められる。美術教育の研究者、東山明らは、子どもの絵の表現のレディネス（絵をかく準備が整った状態）の大事な要因として、①認知機能の発達、

②自己表示・表現意欲、③イメージの形成、④手先の巧緻性、の四点を挙げている。

同じようなレディネスは音楽にもスポーツにもあるだろう。ただ、美術の場合には、必要となる自己表現の意欲や、イメージの形成などができるようになるまでには時間がかかる。発達心理学が示すように、いろいろな側面で「子どもの思考」から「大人の思考」へと転換するには一〇歳代前半になるまで待たなければならない。そしてようやく創造的に絵を描くという出発点に立つことができるのだ。

ピアノを演奏するにも、そのためのレディネスはある。しかしレディネスが十分に備わっていても、なかなか習得できないこともある。特に、特別な身体の動きを必要とするものについては、幼い時から始めないと習得できないわけではないが、大人になってからでは習得に時間がかかってしまうこともある。

†練習で脳は変化する

大学生の頃、私は小学校の教員免許をとるためにピアノの授業の単位が必修だったので、ほんの一時期だったが、ピアノの練習をしていたことがあった。バイエルという初心者用のピアノの教則本に沿って、その本の半分の厚さくらいまで演奏できるようになれば単位はもらえたのだが、二〇歳頃の私にはそれが簡単なことではなかった。おそらく幼い頃からピアノを習っていれば、小学校の低学年ですでに学習するようなレベルだろう。左右それぞれの手指を別々に動かしながら、相互に合わせなければならない。右手、左手それぞれで弾くとうまくできても、両手で合わせることがとても難しかった。

左右の手は、反対側の脳（右手なら左脳）の頭頂葉から手を動かすように指令が出されている。さまざまな楽器の演奏がそうであるように、左右の手を協調して動かすには、左右の脳でさまざまな連絡が必要となる。左右の手と脳の左右をつなぎ合わせているのは脳梁などの交連線維という神経の束なのだが、その線維が重要な役割を担っている。左右の手の動きは、左右のそれぞれの脳の運動野が独立して指令を出すことで生まれ、次いで左右の脳をつなぐ神経線維を介して左右の脳でやりとりが生じることで協調した動きが可能となる。脳梁を何らかの病気の治療で切断する手術を受けた患者は、両手を同時に上げ下げするような動きはできるのだが、お手玉遊びやピアノの演奏のように、左右の手を協調させながらも異なる動きをするのが難しくなってしまう。

子どもの頃からピアノを習い、その後ピアニストとして活躍している人は、そうでない人と比べると、左右の脳をつなぐ脳梁の線維の体積や、ピアノ演奏に必要な手の動きに関わる大脳の運動野や小脳という場所が大きいことが示されている。運動野は鍵盤をたたく手の動きやペダルの操作の指令を生み出し、小脳は両手の巧みな動きを学習するのに重要だ。面白いのは、ピアノの経験者による感覚的なイメージについての指摘だ。彼らは、よく知っている音楽なら楽譜を見るだけで、あるいはその曲目だけでも頭の中で音楽が鳴り始めるという。音楽が聞こえるだけでなく、目の前の鍵盤上に自分の手が見え、曲を弾いているのを感じるようだ。それは熟達した演奏者において当てはめられるのであり、彼らの自動化したイメージや運動感覚は、厳しい練習によるものだ。

何かの技能を練習によって獲得するとき、脳は構造的な変化を起こす。ピアニストなどの楽器の演奏者の場合には、子どもの頃から長期的に練習していることが普通だが、数週間程度の短期的な練習であっても、脳の構造が変化することが分かっている。たとえば、ジャグリング（お手玉）の練習がそうだ。全く経験のない人でも、数週間も毎日練習すれば、三つのボールをつかったお手玉くらいはできるようになる。今まで経験のない人にジャグリングを覚えてもらい、その前後で脳の働きや構造がどのように変化するのかを調べた研究がある。練習をし始めた時期と数週間の練習後での脳の比較をしてみると、空間処理、特に動きを捉える場所である第五次視覚野（V5）の体積が大きくなり、その部位や身体の動きに関わる脳の場所どうしをつなぐ白質という神経線維も増えていく。つまり、習得しようとする技術の内容によって、訓練すれば身体の動きや筋肉は当然鍛えられるわけだが（たとえば、ピアニストは手の筋肉が発達している）、同時に技術の発揮の必要に応じて、脳が構造を変えていくのだ。

†レジャー活動でも脳は変わる

一つ質問をしよう。今から趣味でスポーツを始めるとしたら、何がいいだろうか。野球やサッカーなど人気のスポーツはたくさんあるが、見るのとするのでは大違いだ。子どもの頃にやっていたとしても、四〇歳、五〇歳を超えてから再び始めるには抵抗がある。では、ゴルフなら、と思う人は多いかもしれない。

スイスのチューリッヒ大学のベッツォラらによって面白い研究が報告されている。四〇歳から六〇歳までのゴルフ経験のない人たち（平均年齢五一歳）にゴルフのレッスンを受けてもらい、その前後で脳の仕組みにどのような変化が生じるようになったのかをMRIで調べたものだ。実験参加者の年代にとって、アクティブな生活スタイルが認知機能の低下を防ぐとも一般的に考えられており、参加者にとってはこの実験は好都合だったというわけだ。実験参加者には、合計四〇時間の練習を受けてもらい、その前後でMRIで脳の構造を比較した。もちろん、参加者の個人の運動能力や意欲などで上達にも違いがみられただろう。私はゴルフの経験が全くないので、どこの体の動きや筋肉が大切なのか、認知能力としてどのようなことが必要になるのか、皆目見当がつかない。その研究で明らかになったのは、四〇時間の練習の前後で、脳の感覚運動領域に相当する場所、とりわけ運動と視覚の情報とが行き交う脳の場所の体積が増えたということだ。しかも、四〇時間をどれくらいの日数で達成したかが短いほど、その脳の場所は大きくなることが示された。といっても、いちばん早く四〇時間を達成した人でも九〇日ほどかかっていたから、レジャー活動レベルであることには変わりはない。

それまでほとんど経験がないスポーツでも、趣味程度でもとにかく続けることが大切で、練習が脳の変化を引き起こすということだ。厳格でハードなトレーニングを必要とするスポーツでなくても、数カ月にわたるレジャー活動でも続けることが、脳の構造を一時的に変化させるほどの効果を持つ。変わる脳の場所というのは、練習する課題の実行に必要とされる脳の働きや仕組みを反映している。

†練習で形成されていく脳と身体

数年前、脳トレとよばれるゲームソフトがブームになった。音読や単純な計算、記憶などのゲームを使って、脳トレで脳（特に前頭葉）を活性化させる、というのがうたい文句だった。その科学的証拠をめぐっては議論が続いており、脳トレは思考力や記憶力などの認知機能そのものを向上させるものではないとする研究結果と、根拠をもって特定の認知機能を向上させるという研究結果とがある。この問題にこれ以上深入りする気はないが、数カ月も続ければ、ゲームそのものの成績やそれに関わる脳の働きは向上するだろうし、脳の構造も少しばかりか変化するだろう。ただし、特定の課題に取り組み続けたところで、別の課題について学習効果が引き継がれるものと、引き継がれないものがある。

かつて、伝説のバスケットボール選手として活躍したマイケル・ジョーダンは、全盛期にあって突如バスケットボール選手を引退し、プロ野球に挑戦したが全く活躍できなかった。おそらく、基本的な身体能力や競技に必要な瞬間的な判断力など、さまざまな点できわめて高い能力を持っていただろうが、長年のトレーニングや試合経験から得られたものは、あまりにも彼の脳と筋肉とをバスケットプレーヤーに特化させてしまったのだろう。

ジャグリングもゴルフも、視覚の情報処理と身体運動のコントロールの両方が重要だ。その点では共通しているからといって、ジャグリングを熱心に数年続けても、ゴルフが上達するわけではない。過去の練習や学習が、後に行われる別の課題の学習に影響することを、心理学では学習の転移とよんでいる。転移には程度の問題がある。スポーツや楽器の演奏の習得では、間接的には後の学習をスムーズにすることは多いだろうが、スポーツ間や課題間の直接的な結びつきについて分かっていることは多くない。

このことはピアノの奏法にも現れるようだ。ピアノの演奏には鍵盤を叩く手指やそれを支える肘とそれらの周りの筋肉の動きが重要になる。ピアノの奏法には、卵を包むように指を曲げ、鍵盤の重さを三つの間接で均等に分担させる「曲げた指」と「のばした肘」で演奏するものと、指をすっかりのばして指の根元の関節だけ負担がかかる「のばした指」に「脇を締めて肘を曲げる」演奏とがあるようで、だいたいどちらかの奏法を習っているようだ。前者はフランツ・リスト、後者はフレデリック・ショパンがその典型だという。ピアニストの青柳いづみこによると「曲げた指」奏法の持ち主だと「のばした指」奏法に適した曲が難しく、その逆も然りのようだ。特定のスタイルによる長期間の練習が、脳と身体運動をそれ専門にさせ、別のスタイルへの転移を妨げているわけだ。

芸術家やアスリートに限らず、自分の人生や生活が自分の脳を作り、その脳が自己を発揮させている。過去の行動の積み重ねが現在の脳を作り、現在の行動が未来の脳を作るともいえる。しかも、ある長期間にわたって続いていくことだけが未来の自分の脳を変える素となる。そしてその持続的な私たちの日常が、私たちの個性を作り上げる。だからこそ、脳の細かな皺や脳の灰白質の厚みといった構造は、私たちの来歴にほかならない。生まれながらの芸術家やアスリートというのはない。もちろん、先に示したように遺伝としての要素もあるが、それも練習や訓練による努力があってこそ、発現しうるのだ。

†プロの見方、素人の見方

先に例を述べたように、美術の分野についてはプロと素人との脳の働きの違いはあまり分かっていないが、プロやその卵の作品の見方が素人とは異なっていることは、いくつかの研究で示されている。たとえば、好みの点については、美術経験を積んだ学生がそうでない学生に比べて抽象度が高い作品を好む傾向があることが知られているし、プロが作品を評価するポイントが、素人が重視する旨さよりもオリジナリティの高さにあることも分かっている。経験に伴う、これらの見方の変化も脳の働きの何らかの反映なのだろうか。

キルクらの研究では、建築家や建築を専門に学ぶ学生（プロの群）と、専門に学ぶことなく建築に興味を示してこなかった人（素人の群）を対象にして、建築物や顔の写真に対する美的な評価時の脳活動を調べた。すでに述べたように、美的な判断や評価をするときには、眼窩前頭皮質をはじめとした脳の報酬系が活動を高める。キルクらの研究では、建築の専門家が建築物の美的な評価を行うときには、その場所の活動が高くなるが、顔の評価では変わらないことが示された。専門家と素人の違いは、知識の量にもあるが、意欲の違いもあるだろう。意欲の基盤も、美的な判断などの同じく報酬系の働きにある。建築の専門家において、美しい顔では報酬系の活動が変化しないのに、素晴らしい建築物を見るときにだけ活動が高くなるということは、より意欲をもった見方をしているとも考えられる。また、建築物を観察しているとき、建築の専門家と素人では前部帯状回という場所にも活動の違いがみられている。自分の感情の状態をモニタリングするときに活動し、意思決定や注意とも関わっていると考えられる場所だ。建築家が建築物を見る際には、自分の心の内を監視しているのだろう。

また、キルクらによる別の研究では、美術専門家（平均九年ほどの経験年数）と美術経験がない素人とを対象として、MRIの中で絵を観察するときの脳活動を調べた。ただし、これまでに紹介した絵画の観察の実験とは異なる点がいくつかあった。一つは、参加者には、実験のはじめに、ある架空の会社のロゴマークを見てもらい、この会社から参加者に三〇〇ドルが実験の謝礼として支払われることが示されたことだ。二つ目には、MRIの中で観察する、ある絵画画像には実験のスポンサーの会社のロゴが、別の絵画画像にはスポンサーでない別の会社のロゴとがセットになって同時に提示されたことだ。

このとき、美術の専門家でない参加者たちは、スポンサーのロゴと対になった絵に対して偏った好みを示し、そのときには眼窩前頭皮質の活動が高くなっていた。自分に利益をもたらすものは良く見えてしまうのだろう。一方で、美術の専門家の場合にはそのような好みの偏りも、偏った好みによる眼窩前頭皮質の活動もあまりみられない。むしろ専門家の場合には背外側前頭皮質（ＤＬＰＦＣ）の活動が高くなる。背外側前頭皮質は抽象的思考や矛盾の理解などさまざまな高次認知活動に関わっているが、認知的あるいは感情的なコントロールとも関係しているとされ、衝動的な感情の抑制にも一役買っているといわれている。このような実験結果について、キルクらは、プロの場合には、報酬に対して感情的に反応する眼窩前頭皮質を、背側前頭皮質が冷静に理性的に抑えているのではないかと述べている。プロと素人では、見る観点もおそらく違うのだが、どのように見ようとするかという意識が違うとも考えられる。それが脳の働きとして垣間見られるのだ。

†好みを歪める先入観

素人の場合を考えると、好みはさまざまなものに影響されることが分かってくる。私たちは、味だけでは区別がつかないワインの味の良さを、価格の高さをもとにして判断しようとするし、しかもそのときに眼窩前頭皮質の活動が高まることが知られている。そもそもワインの味の良さとその価格との関係をブラインドテイスト（ワインの名前や製造年を隠して、味だけでそれを当てさせる）で実験的に確かめてみると、味の良さと価格との間にはほとんど関係はないことが分かっている。そこで価格を知ると、高いからよいはずだ、という先入観（バイアス）が現れてくる。

価格だけでなく、ブランドの名前も私たちの評価に影響を及ぼすことがある。たとえば、ビールに対してメーカーや銘柄に何かしらのこだわりを持っている人もいるだろう。では、コーラだったらどうだろう。コーラ好きには、コカコーラ派と、ペプシ派がいるらしい。マクルーアらの研究では、コカコーラ派とペプシ派のそれぞれの人を対象として、どちらを飲んでいるか分からない状態と、何を飲んでいるのかが分かる状態で、コーラを飲むときの脳の活動を調べた。はたしてコカコーラ派とペプシ派で何か違いがあるのだろうか。実は、両方のコーラの成分はほとんど違いがないそうだ。

ブラインドテイストで飲むときには、彼らが好きなコーラを飲むのだから、そのとき眼窩前頭皮質の活動が高まる。コーラ好きの彼らにとって、コーラはある種の報酬なのだから報酬系の活動が高くなるのも当然だろう。一方で、どちらのコーラを飲むのかを教えられてから飲む場合には、ペプシ派ではブラインドテイストの場合と脳活動に違いがみられないものの、コカコーラ派では海馬をはじめとしていくつかの脳の場所が活発に活動をみせてくる。海馬というのは記憶を司る脳の場所の一つだ。コカコーラ派にとっては、コカコーラだと知らされることで本人のなかにあるコーラのイメージが喚起され、ブラインドテイストで飲むよりも「美味しい」という評価が高まるようだ。ペプシ派はそうでないところをみると、ペプシ派はコーラの味自体が報酬となっていることが読み取れるが、コカコーラ派は味だけでなく「コカコーラ」を飲んでいることが大切だということが分かる。

価格やブランドによって、味覚や評価が左右されることが必ずしも悪いとは思わない。むしろ、それが企業のブランド戦略であり、テレビCMや雑誌の広告などでうまく反映されている。第二章で紹介した単純接触効果もその戦略の一つとして利用されている。もし、味や物の品質の理解が価格やブランド名に影響されないようにしたいのであれば、どうすればいいのだろうか。一つの答えは、専門的な知識を身につけるということだ。

†プロは全体的な見方をする

美術の専門家はどのように絵を見たり、描いたりするのだろうか。一つの手がかりが視線にあることは、すでに本書で紹介したが、最近ではさまざまな分野の専門家とそうでない人の視線の動きが比較されつつある。

まずは美術の専門家以外のプロの視線の動きについて見てみよう。たとえば、熟練した専門医は、レントゲン写真やマンモグラフィ画像で癌の場所を見つけ出す際、全体を眺めつつも驚くほど短い時間で癌を発見する。また、有能なチェスプレイヤーは、チェス盤にある駒の関係を素早く捉えてチェス盤の中心を見ようとする。一方、チェスの素人は自分が動かそうとする駒や気になる駒を一つひとつ眺めてしまう。

別の研究だが、チェスプレイヤーの脳の働きを調べた研究もある。プロでも素人でも、後頭葉にある物体や空間の認識と関係する脳の場所が活動を高める。プロの場合にはさらに右脳の同じ場所が活動を高めるが、右脳は左脳に比べてより全体的な情報の処理に関わっているとされる。それに、プロにおいてのみ、注意の切り替えに関係する、頭頂葉と側頭葉の間にある場所も活動が高まる。なるほど、プロは注意の切り替えを頻繁に行うはずだ。このように、プロとアマチュアは、見方も違えば、使っている脳の場所も違う。

では、画家や美術の専門家はどのように絵を見るのだろうか。画家が人物画を描くとき、装着型の視線計測装置をつけてもらって、視線の動きを調べた研究がある。画家の場合には、視線をモデルと描く台紙との間を規則的にかつ正確に動かし、モデルを見る時間が紙を見る時間よりも長いことが示されている。しかも、デッサンした顔の線と、視線の動きを重ね合わせると、うまく一致する。素人の場合にはそうはいかない。描く対象よりも描いているもの（筆の動きなど）をどうしても見てしまいがちだ。よく映画やドキュメンタリーなどで、画家がモデルに対して「動かないで」とモデルの動きを制止するシーンがあるが、それは画家がモデルをしっかりと捉えるうえで重要なことなのだろう。

また、画家を対象とした研究ではないが、美術史の専門家とそうでない人を対象として、絵を見るときの視線の動きを観察した研究もある。私たちは、画像のなかにある際だった特徴に対して自動的に注意が引きつけられ、その場所に視線を向ける。美術史の専門家は、画像の際だった特徴を超えて、作品の歴史的背景や構図などいろいろな点に気を付けながら絵を見ているはずだ。視線の動きから分かったことは、美術史の専門家は、いくつかのポイントを凝視しながらも、些末にとらわれず全体をまんべんなく見て、部分よりも全体に注意を払おうとする。素人の場合には、一つひとつのものを確認するように目を動かし、関心のあるものがあればそれをじっと眺めてしまう。同じ時間で絵を見るなら、専門家の方が素人よりも一つひとつを凝視する時間は短く、見る範囲が広いということだ。

†創造性と脳のラテラリティ

創造性を高めるには右脳を鍛えろ、とよく言う。論理的なことは左脳で、創造的なことは右脳で処理や生成がなされるという考え方はずいぶん前からある。単純に言い換えると、言語は左脳、アートは右脳だと信じられてきた。このような、大脳の左右半球がもつ働きの優位性を脳の「ラテラリティ」とよぶ。

美術家の南城守は「……美術や音楽といった芸術活動をつかさどる右脳は、言語や理論をつかさどる左脳の対極にあるかのようにたとえられ、理屈抜きで物を描いたり造ったりする本能的な感覚こそが重要なのだといわれたりもします」と述べているが、それほど右脳・左脳の対極性は、世間に浸透している。しかし、かつて考えられていたほど、芸術は右脳で言語は左脳というほど、右脳と左脳の機能が明瞭に区別されるほどではないことが分かっている。この点は前章でも言及したところだ。

それに、創造性やアートと言語の関係が、全く別個のものとは言い切れない部分もある。詩や文学といった言葉をつかった芸術もあるし、美術と言語の関係にしても簡単に切り離して考えることができるわけではない。南城守は、先ほど述べた文章の後で、「……美術史的に見れば偉大な芸術活動を展開してきた画家や彫刻家などは、極めて明確な意思を持っています。つまり、明確な意思は言語によって形成された明確なイメージでもあります」とも述べる。優れた芸術的才能と言語的才能とが両極にあるかというとそうでもなく、たとえば、ミケランジェロは優れた美術家であったと同時に、優れた詩人でもあり、彼の彫刻や絵画への明確な意思は、彼が作った詩の中にも読み取れる。ミケランジェロは詩を作ることを「やむにやまれぬ欲求」だったと述べている。

また、パウル・クレー（一八七九―一九四〇）は日記の中で「絵画こそ私のつくべき職業なのだ――この思いが、いよいよ確かなものとなってくる。しかし、そのほか、言葉の魅力にも心がひかれる。人生の完成期になって、また言葉を使うことになるかと思う」と述べている。『クレーの日記』の訳者である南原実は「クレーの描く線、それ自体が文字であり言葉となる。水に浮ぶ水草の絵は、もはや自然の水草ではなく、そのままが文字となる」と述べる。確かに美術とは、言葉で言い表すことができないものを視覚で伝えることなのだが、美術と言語との間には何かしらの関係があると私は考えているし、すでに創造性と言語能力との間の相関を明らかにしているものはいくつもある。

創造性といっても、ひらめきのような日常的なものから芸術的表現に至るまでさまざまなものが含まれるし、それに、創造的なものは作ろうとして作れるものではない。創造性を生み出す脳の役割については、これまで脳波やfMRIなど脳活動計測を用いたいくつかの研究で検討されている。それらが示しているのは、必ずしも右脳だけが決定的な役割を果たしているわけではないということだ。たとえば、小説や作文、俳句のように言語を題材として構成していく創造的活動では、右脳というよりも左脳がより優位に反応する。また、言語よりも視覚的イメージを構成する美術やデザインの活動には、左右の両方の脳が大切だけれども、右脳は左脳よりもより強く反応することが分かっている。

さらに、筑波大学の山本三幸らのグループでは、デザインの専門家と素人とを対象に、新しいペンのデザインのアイデアを生み出す（その場でデザイン画を描くわけではない）という課題をMRI装置の中で行わせ、そのときの脳の活動を調べている。専門家の場合、創造的なデザインがイメージされている時には、右脳の前頭前野（特に下前頭回という場所）の活動が高まり、一方の左脳の前頭前野の働きは抑制されることが示された。前頭前野という場所は、デザインのために必要とされる、記憶や注意の持続、行為の計画など、さまざまなことに関わっている。その左右の役割の違いについてはよく分かっていないが、彼らの分析によると、右脳の前頭葉だけが創造性に求められるのではなく、右脳と左脳の間の情報のやりとりや、右脳・左脳それぞれのなかでの別な脳部位との情報のやり取りが大切だということが指摘されている。

これらの実験結果が示すのは、アートや創造性に右脳はきわめて重要だが、右脳だけの働きによるものではないということだ。そして、前頭葉は創造性に不可欠だが、前頭葉の働きのなかでも、興奮系と抑制系の両方が創造性の発揮には必要だ。左脳の前頭前野の損傷を受けた後に芸術的創造性が認められるようになった患者の例がいくつか知られているが、それは左脳前頭前野の働きが抑えられたがゆえに起きた可能性がある。右脳と左脳は決して対極なのではなく、相互に関係し合っている。そして、このような脳の働きも専門家としての訓練の結果だ。

†身体と技術の習得

どのようなアートでも、作品を残すことが最低条件であり、そのためには身体を用いた表現が必要となる。美術家の創造性の背景には、豊かな発想（イメージ）や応用力があると思われがちだが、それ以前に「基礎・基本」を身につけることの前提がある。「まなぶ」の語源が「まねぶ（まねる）」にあると言われるが、訓練を積んだ熟練した画家でも、本格的に絵画を学び始めた頃は、まねることから技術の習得を始めたはずだ。模倣は学習のための重要な手段であり、スペシャリストになるための出発点でもある。

脳の中には、自分が全く体を動かさなくても、他人の身体の動きを観察するだけで活動が高まる場所が三つある（図24）。一つは、側頭葉の上側頭溝という場所であり、口の動きや手の動き、身体の全身の動作など、コミュニケーションに必要な身体の動きをそれぞれ専門的に受けもって処理する場所だ。二つ目は頭頂葉の運動野であり、自分が動かなくても、見た後でまねをしようとする意図があるときに活動が高くなる。脳内で動作の再現をして、自分が動くときの準備をしているということだ。三つ目は、前頭葉の後下側にある場所（下前頭回）で、自分自身がある目的をもって動作を実行する場面でも、他者が同じ動作をしているのを観察するときでも活動が高まる。鏡映しのように反応するので、この脳の場所にある神経細胞は、ミラーニューロンとよばれている。これらの三

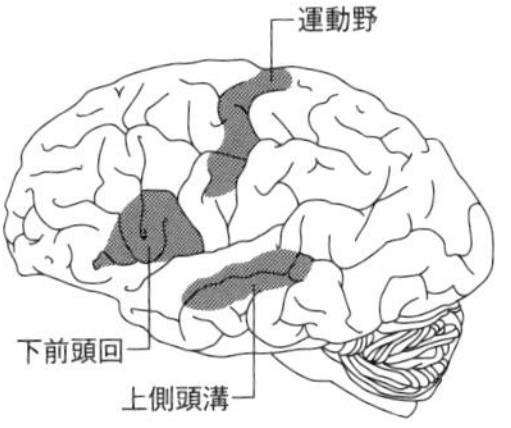

図24　他者の身体の観察で活動する脳部位

つの脳の場所は、模倣や行動の学習に必要であり、ミラーシステムとよばれることがある。

では、どのように技術は習得されるのであろうか。日本伝統芸能の演者の述懐には、彼らがどのように基本の動きや身のこなしを習得していったかがしばしば述べられている。たとえば歌舞伎役者の場合、基本的に代々の家系によって受け継がれ、幼いころからその特殊な環境に身を置きながら、伝統を体現していくことが求められていく。いくら幼い子どもでも、彼らの周りがそうだから、芸事や稽古はみな日常的なものとなる。彼らは、幼い頃から何度も稽古を重ね、身体に身振りを染みこませ、身体に覚えさせるのだという。

このような経験に基づいて得られた身体的な知とは「暗黙知」とか「身体知」とよばれている。自転車に乗るように、スポーツをするように、なかなか言葉では言い表せないような体に染みついた知識となっている状態だ。一度獲得してしまうと、それが当たり前のような状態になる。もともと化学者であったマイケル・ポランニーは、科学上の発見や創造には「我々は語ることができるより多くのことを知ることができる」と、言葉で表現しえないこと（暗黙知）の重要性を強調した。このことは、芸術表現にも同様のことは当てはまるし、これまでにも多々指摘されてきたことだ。

伝統的に歌舞伎の世界では、次世代に伝えるべきことを書いて残すことをしない。彼らはあえて書かないのではなく、卓越者の演じ方や振る舞いについてはそもそも書けないのだという。やり方やきまりについては書こうと思えば書けるけれども、卓越者の表現に見られる彼らの気持ちの問題、感性の部分については書きようがない、というのだ。

そのことはやはり美術の表現でも同じことだ。色彩や形や構図、さらには先達の偉業の細かな分析や美の概念の構築について、多くの本が書かれてきたし、美術学校や大学でもそれぞれについては教えられてきた。しかし、人々が美しいと感じる絵を描くにはどうすればいいのかについては、誰も教えてはくれない。

ある歌舞伎役者は、基本的な動きや身のこなしができるようになってはじめて役になりきることができ、そのような基礎が身につかなければ芸の面白さが見る人たちに伝わらないのだとも述べている。書き記し、マニュアル化することができるものは、知識や理解の断片に過ぎない。もちろん、これらがきちんと習得されなければ、その先にある面白さを伝えることはできない。

そしてそれらの断片の全てがつながったとき、それ以上のものが発揮されるのだろう。全体は部分の総和ではない。これはゲシュタルト心理学の考え方に詰め込まれている。ゲシュタルトというのはドイツ語で（まとまった）形、形態を意味する言葉だ。まとまりの感じ方は、一つひとつの部分ではなく部分同士の関係による。全体は部分の総和以上のものである、という言葉は、心理学では使い古された言葉ではあるが、面白さや美しさといった芸術のメッセージの伝わり方が、個々の技術や表現の総和を超えたものであることに普遍性を与えてくれる。

†言葉にすることの弊害

歌舞伎役者の身のこなしの習得がそうであるように、暗黙知は体を動かして練習を重ねることで身に付けられたものだ。自転車に乗ることもネクタイを締めることも、キーボードのタイピングも、言葉でその仕方を記述しようとしてもなかなかうまくいかない。認知心理学では、技術や習慣に関する記憶である「手続き記憶」は、物事の意味などの事実や出来事に関する記憶である「宣言的記憶」とは区別され、その背後にある脳の神経機構も異なっているとされる。

手続き記憶に関係する脳の場所は、実際に体を動かすことに関係する運動野以外にも、脳の中央部にある線条体、そして小脳などが挙げられる。大雑把にいうと、線状体は習慣の形成に、小脳は技術の定着に関わっている。先ほど述べたミラーシステムの働きとともに、アートの表現を可能にする脳の仕組みだ。優れた表現者には、素人には理解できない「当たり前」がたくさんあるが、それは彼らの練習とそれによって作り上げられていく脳の働きによるのだ。

ここで紹介したいのは、言葉にすることによる弊害についてだ。犯罪捜査で行われる目撃証言の研究で注目されているものに「言語隠蔽効果」がある。顔の記憶実験で、まず顔の画像をいくつか覚えてもらうとする。その後、覚えた顔について、具体的に覚えた顔の特徴を記述する。たとえば、目が細かった、眉毛が太かった、肌が白かった、というふうに特徴を思い出しうる限り挙げてもらうということだ。事件現場に遭遇して犯人の顔を見たとして、その後に警察官からの聴取で「どういう人だったか」説明するのと同じだ。覚えた顔の特徴を報告した後で、顔がたくさん並んだリストのなかから、覚えた顔がどれだったかを当ててもらうという課題を行う。並べられた顔は、覚えた顔に似たものや、もともと覚えた顔を画像加工して変形した顔が含まれている。そうすると、顔の特徴について言語化する場合としない場合とで比較すると、言葉にした場合において顕著に記憶成績が低くなってしまうという。つまり、顔の特徴を言語的に説明することで記憶にある顔のイメージが歪められてしまい、正しく思い出せなくなるということだ。

言葉にすることで記憶が歪み混同され、正しい記憶が妨害されるこの効果は、顔だけでなく色や音、声、味などのさまざまなものに当てはめられることが示されている。面白いことに、ワインの味の記憶実験を行った研究でもそのことは確かめられている。ワインをふだん飲まない人、ワイン好きの素人、ワインの製造や販売を生業とするプロとで、顔の実験と同じようにワインの味を口に含んでその味を覚えてもらい、その後、味の特徴を言語化した後にワインのリストから先に飲んだものを当ててもらうという課題だった。そうすると、ふだんワインを飲まない素人とプロとでは言語隠蔽効果はないが、ワイン好きの素人においてのみ、言葉にすることの弊害が現れて、正しく思い出せなくなってしまうことが示されている。素人の場合には、ワインに関する感覚的経験も言語的経験も乏しく、プロの場合には両方の経験が豊富だ。一方、ワイン好きの素人は、感覚的なものには熟練があるものの、言語的経験には乏しい。このような普段慣れている感覚を言葉にすることがないと、なおさら言葉にしたときに記憶が歪んでしまうのだろう。

熟練した歌舞伎役者は、身のこなしや基本的な動きなどの仕方については、言葉にしようと思えばできるという。さまざまなプロにおいてもそれは同じだろう。しかし、その途中段階にある者の場合、自らの感覚に対して過剰に意識したり、言語化したりすると、それがいろいろな妨害になり、スランプや失敗を招く可能性もあるだろう。技を言葉にできるというのは、熟練した者にだけ許された特権なのだ。それだけに、言葉にすることに躊躇するのも当然だといえる。

†型と守・破・離

しばしば、歌舞伎は「型」の芸術だという。演目や役には、型や様式がある。能や狂言や落語でもそれは同じだが、多くの古典演目を抱える芸術は、型を守ることも重要だとされている。ただ、型や様式の習得は基本に過ぎず、その伝達は芸の目的ではない。師匠や先生の模倣は欠かせないが、それだけで一人の演者の独自の芸が確立する訳ではない。独自の芸には型から抜けたところに個性（色）が生じる。「かたやぶり（型破り）」はあっても「かたなし（形無し）」であってはならないのだ。

日本の伝統芸能や稽古事でしばしば登場する言葉に「守・破・離」というものがある。その言葉の由来には諸説があり、能を完成させた世阿弥の『風姿花伝』であるとも、千利休が茶道の精神を伝えるために詠んだとされる利休道歌にある「規矩作法守りつくして破るとも離るるとても本を忘るな」であるともいわれている。「守」とは師匠に示された「型」を何度も繰り返すことによって模倣する段階、「破」は型を破りつつも試行錯誤しながら技術を磨く段階、「離」では師匠から離れて自分らしい色のある技を発展させていく段階、ということだ。教育哲学者の生田久美子は、「守・破・離」が、技能習得の過程に起きる視点の転換の段階を表すことを指摘する。段階を経るごとに、自分の技を客観的にとらえられるようになっていくのだ。

美術における「型」ついては、それは筆さばきやデッサンの技術に加えてスタイルや様式についても考えていく必要がある。西洋美術でいうと、バロックやロココといった様式、印象派とかキュビズムとかいう主張や運動の表現形式がそれに当たる。一九世紀から二〇世紀にかけて、特にフランスの美術界では、様式が複雑に分かれていった。

様式は時代の必然だ。その複雑さは社会における価値観の多様化とも重なってくる。たとえば、フランスでは一八世紀末のフランス革命によって王政と貴族制度が崩壊し、ナポレオン・ボナパルトによる帝国政治への転換とともに、中産市民階級が新しい社会体制の担い手として台頭していった。それとともに、美術は、宮廷や教会という一部の権力者の支配にあったものが、市民へと解放され、装飾的で華麗なロココの様式から新古典主義へと変遷する。新古典主義の背後には、哲学者ヴィンケルマンの古代ギリシャ美術への賛美と、貴族趣味で華美なロココへの反発、ナポレオンの広告塔として活躍し、その後の美術アカデミーの中心を担ったジャック＝ルイ・ダヴィッドの存在など、その当時の美術の変遷には当時の歴史的背景が折り重なっている。

一つの風潮や様式が過剰なまでに流布したり、社会で大きな力を持ったりすると、それに対する反動や抵抗、挑戦が生まれるのは人の心理に従っている。私たちはあまのじゃくに本心とは異なる選択をしてみたり、禁止されるとついそうしてみたくなったりする。社会心理学では「心理的リアクタンス」として知られており、ある行動を取るように勧められたり、自由が制限されたりすると、反発が生じて自由の感覚を取り戻すようにして、あえて逆の行動をとるように意欲づけられてしまう。華美優雅で貴族趣味なロココ美術への反動から新古典主義への流れは、当時の古代ローマの遺跡発掘（ヘルクラネウムやポンペイ）に端を発してはいるが、同時期のイギリスの産業革命やその後に訪れるフランス革命など、当時の体制への社会的なリアクタンスも相まっていると考えられる。

いくら社会や文化から逸脱を試みようとも、アートの様式は、脳の働きに従い、拘束されているものだ。個人の心理が、社会や文化にどの程度置き換えられるかについては批判があるだろうが、流布している芸術様式への反発は、心理的リアクタンスが示すように、現在の「型」を破ることへと流れは向くのではないだろうか。

発達心理学者のピアジェは、「心はそれ自身を組織化することによって世界を組織化する」という。個人の心＝認識し行動する主体は、新しい世界に触れるという自らの経験をもとにして、新たに心を構造化し、均衡を保とうとするということだ。心や社会は均衡へと向かう性質をもっている。そして、アートもまた均衡へと向かう。一つの極があまりにも強い力をもってしまうと、自由を求めるように、その反対の極へと反発が生じ、全体としての均衡をとろうとするのだろう。

†ピエト・モンドリアンの表現の変遷

美術家個人のなかでも、さまざまに様式を変えつつ、表現や主張を変化させていった人は多い。たとえば、ピエト・モンドリアン（一八七二—一九四四）もその一人だ。モンドリアンといえば、縦横の線による面と白黒の無彩色、赤・青・黄色による色彩の構成による抽象絵画で有名だ（カラー口絵②）。おそらく、彼なくして現代アートはなかったであろうとも考えられるほどの重要な画家の一人だ。新抽象主義で知られており、理知的な思想に裏付けられた、冷たいとも受け止められる厳格な抽象的表現を、多くの人が見たことがあるだろう。

モンドリアンは、二〇歳代前半にオランダのアムステルダム国立美術アカデミーで伝統的な美術教育を受け、自然主義的な絵画手法で故郷の風車や灯台、砂丘などの風景、静物を描いていた。彼のデッサンは見事であり、彼の抽象画からは想像もできないほどの緻密で写実的な表現だった。若かりし頃の、そのしっかりとした表現技術の基礎の習得とそれによる写実的・自然主義的表現は、まさに「守」の段階にあったと考えることができるだろう。

その後、彼は写実的・自然主義的な表現から離れ、当時実力を発揮しつつあった印象派

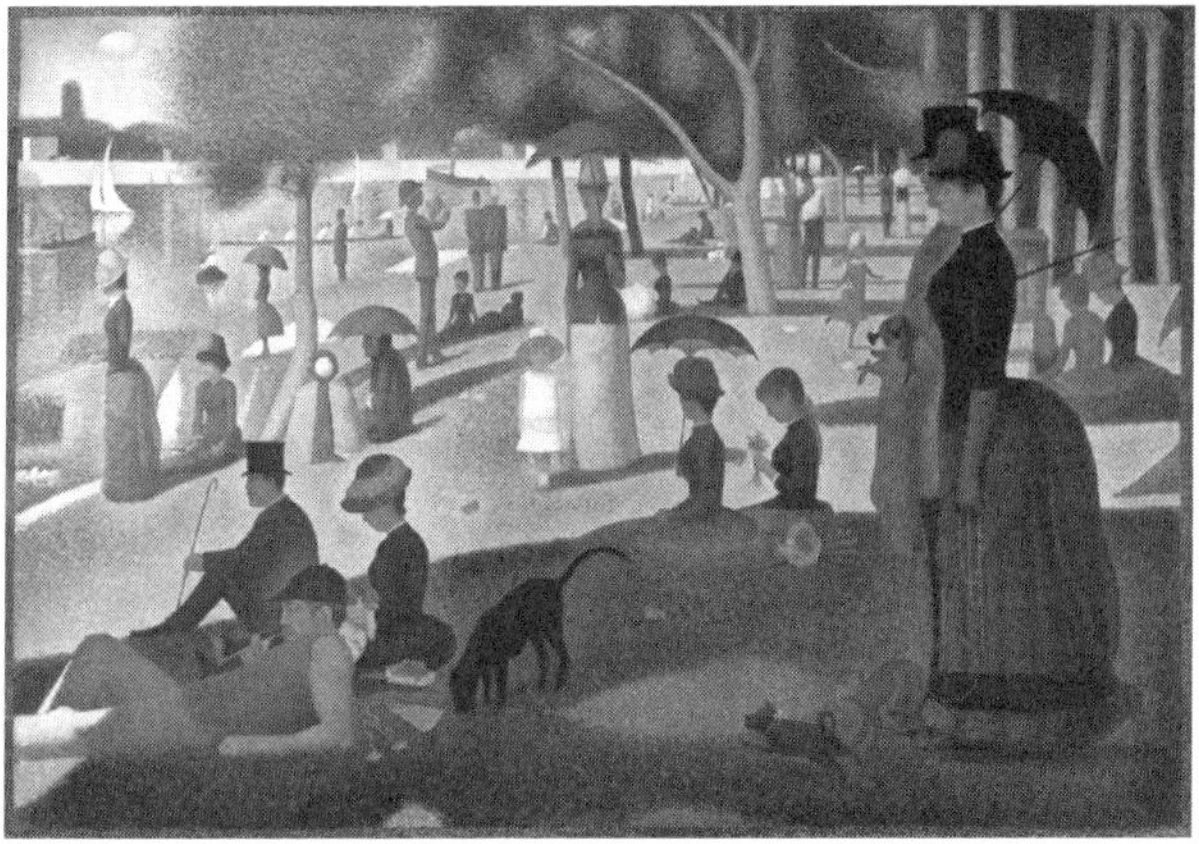

図25　ジョルジュ・スーラ『グランド・ジャット島の日曜日の午後』（1884-86年、シカゴ美術館）

や後期印象派、それらと同時代の流派であった象徴主義に影響を受け、新しい表現を模索するようになった。影響を受けた一人としては、点描画の技法を確立したジョルジュ・スーラを挙げることができる。スーラは、鮮やかな原色の細かな点をキャンバスに並べ、鑑賞者の眼に混色を委ねる。絵の具では赤と青と黄色との混色であらゆる色を作り上げることができる三原色だ（テレビなどの光学系では、赤・緑・青の三色）。三原色による色彩は、後のモンドリアンの純粋さの表現形式の一つとなる。

そして四〇歳を前にして、モンドリアンはパリに出て、ピカソやブラックのキュビズム（立体派）に触れることとなる。後にモンドリアンは自身の新造形主義について、「〈新造形主義〉の起源は立体派である。それは〈抽象的に現実的な絵画〉と呼ぶこともできる。というのは、抽象的なものは（数学におけるほどは絶対的なものに達しないとしても、ほぼそれと同じように）造形的な現実性によって表現されることができるからである」と述べている。モンドリアンはパリへ出る前後でリンゴの木をモチーフにして絵を描いている（第五章扉）。その抽象化の過程は、しばしば美術書で取り上げられるほど有名なものであるが、木の形態の単純化はパリに渡って以降であり、キュビズムやセザンヌの影響が感じられる。同時にパリ時代には、彼が描いた静物画でもキュビズム風の抽象化が見られるようになる。しかし、一方でキュビズムが純粋な抽象化に到達しなかったことへの不満を感じるようになる。モンドリアンにとっての抽象化とは、完全なる自然からの解放であり、パリからオランダへと帰っていった一九一七年以降にようやくその契機が見られるようになっていく。

伝統的な美術教育を厳格に守り自然に忠実であった「守」の段階、キュビズムを取り入れ抽象化によって伝統的な表現を打ち破ろうとした「破」の段階、そして、コンポジション（「構成」の意味）によって、絵画の完全なる自然からの解放と、普遍（あるいは不変）の知覚と存在の表現をもとにして新造形主義を完成させた「離」の段階。このようなモンドリアンの試行錯誤の抽象化のプロセスは、まさに守・破・離を体現したものであろう。

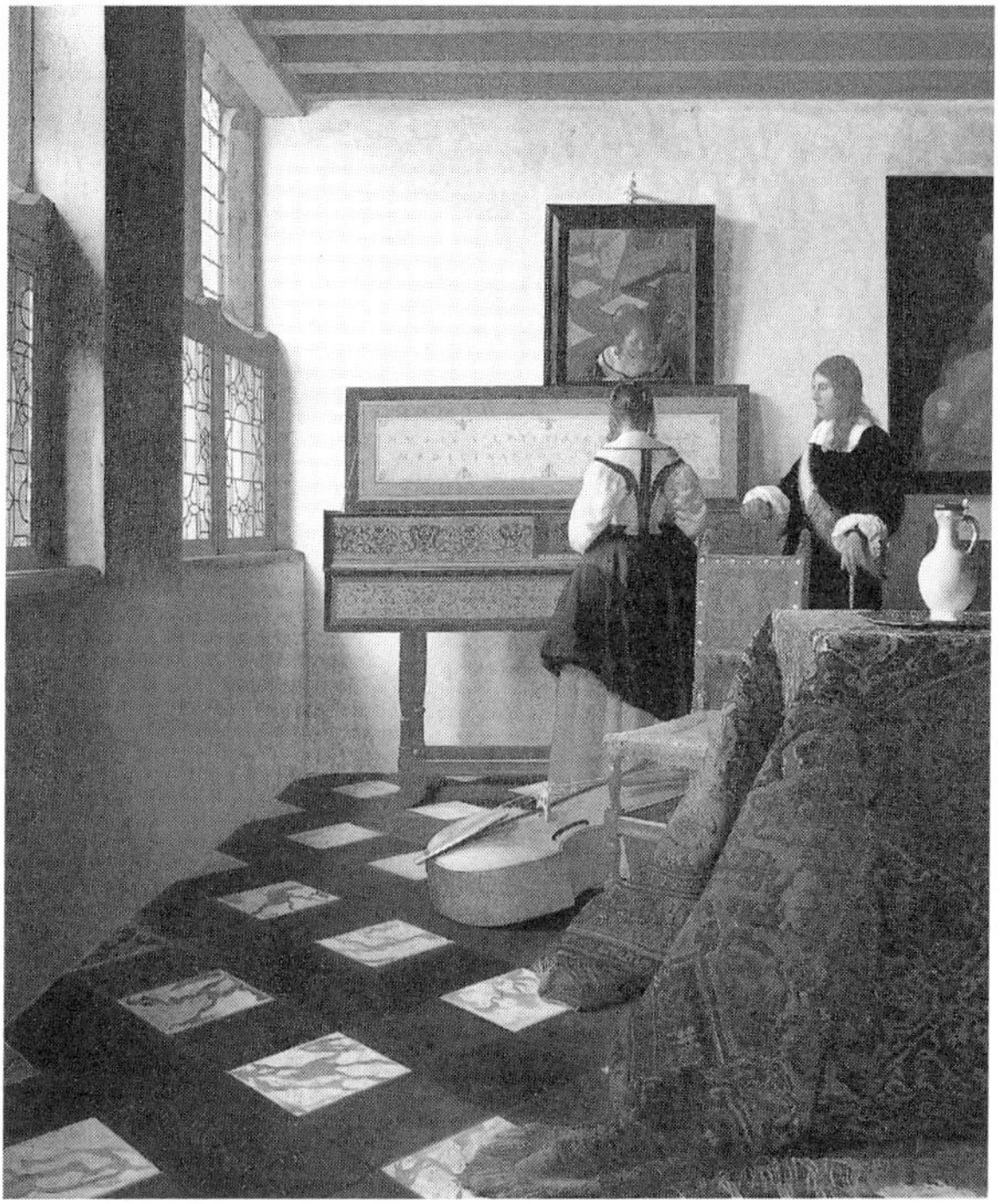

フェルメール『音楽のレッスン』(1662-65年、個人蔵)

第六章

アートの法則と美の行方

†アートとピークシフト仮説

脳神経科学者のラマチャンドランは、自然界における動物行動を参考にして、アートにおけるピークシフト仮説を提案した。彼が着目したのは、感覚が刺激されることによって引き起こされる快へと向かおうとする行動がどのように形成されたのかについての、動物に生まれつき備わった反応と、学習や経験によって獲得される反応の両方であった。

着目した動物行動の一つは、セグロカモメの雛の行動だった。セグロカモメの親鳥のくちばしは黄色く、下くちばしには赤い斑点がある。ヒナは孵化して自分で体を動かせるようになると、母鳥のくちばしの斑点に反応し、つついて餌をねだる。そうすると、母鳥は胃の中の消化したものを吐き出して、大きく開けたヒナの口に入れる。このように、セグロカモメの雛には、特定の色や模様に対する反射的な反応が生まれつき備わっている。

実は、母鳥のくちばしでなくても、赤い斑点がついた長い物であれば、雛鳥はそれをつつこうとする。細長いものに赤い模様があることが重要なようだ。孵化直後の雛鳥は、白い棒の先端に三本の赤線を入れたものに対しても、すばやい反応を見せる。このような赤い模様が付けられた単純化されたくちばしを、ラマチャンドランは「スーパーくちばし」とよぶ。

この模様の赤色と地の色味の違い（コントラスト）が、ヒナの脳の神経回路を強く興奮させ、赤い模様をつつくように反応を促すのだ。そして、雛は成長するにつれて、母鳥のくちばしの位置を正確に判断できるようになり、経験によって本物の母鳥のくちばしのみをつつくように反応が限定されていく。これは、脳の成熟に伴って、認識や運動の制御が発達していくとともに、自分の母鳥についての学習も進むからであろう。

このような、特定の刺激に対する生得的な反応のメカニズムを、動物行動学者のティンバーゲンは「生得的解発機構」とよんだ。動物には、それぞれの種によって特定の行動を引き起こす基本的な仕組みが脳に備わっており、それは遺伝的にプログラムされている。セグロカモメにとっての長いものにある赤い模様のような、特定の種類の感覚刺激が引き金になる。それによって、赤い模様をつつくというような、学習の必要のない常に決まった形の行動が生じるのだ。

一方で、感覚へのある刺激に対して反応すれば報酬がもらえたり、嫌なことがあればそれを避けたりすることで、反応や行動が形成されることもある。ラマチャンドランによると、ネズミの一種であるラットに正方形と長方形とを区別させる実験で、長方形を見たときだけ餌を与え、正方形では餌を与えないように訓練すると、ラットはそれらの形を区別できるようになるだけでなく、「長方形らしさ」を学習して、訓練の時にもラットが見た

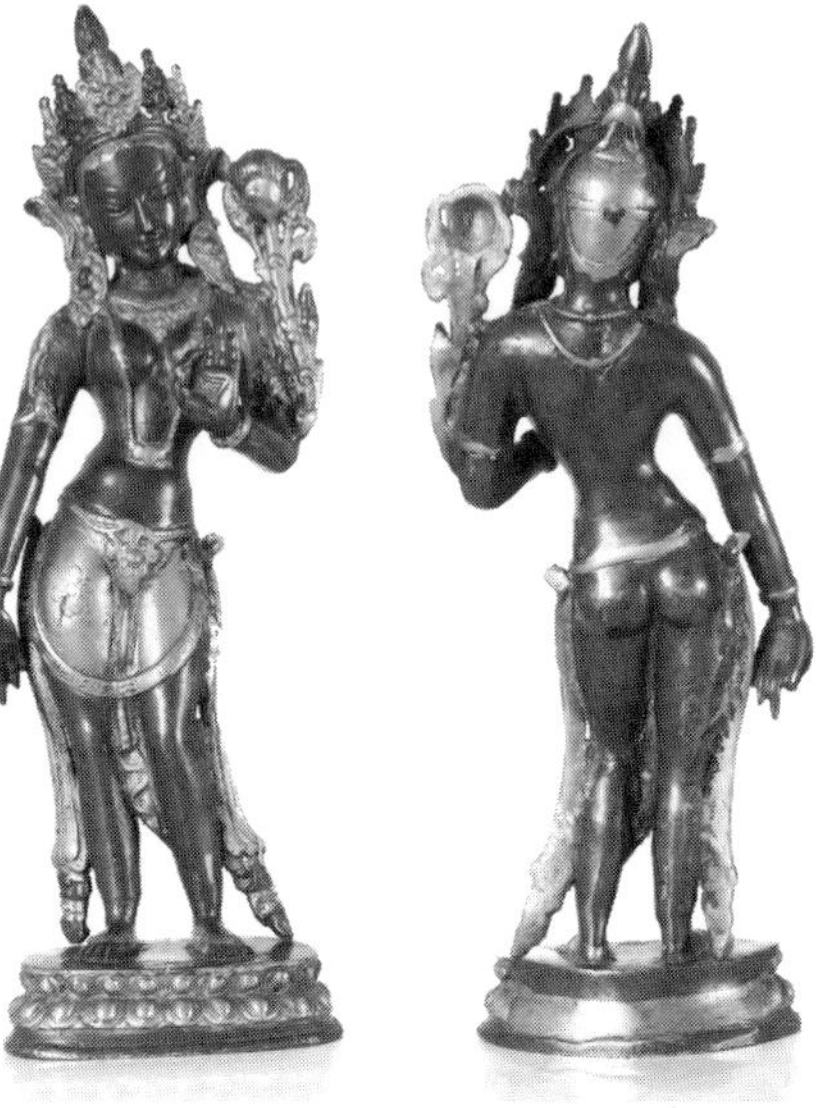

図26　パールヴァティ像

ことがないほどの細長い長方形に対して強い好みを示すようになるという。

このように、反応すべき特徴が誇張され、強大化されたものへと好みを示す動物行動の例を参考に、ラマチャンドランは「ピークシフト仮説」を提案し、それをアートの普遍的な法則の一つだとした。アートとピークシフトとの関係を示すために、彼が例に出したのは、似顔絵とインドのチョーラ朝時代のパールヴァティ像だった。似顔絵は、描かれる人の顔の特徴的なパーツをより誇張して（かつ顔の平均的な特徴を差し引くようだ）表現することでその人らしくなる。ある人物の特徴が大きな鼻だったら、鼻をより大きく表現することが似顔絵のポイントになる。もう一つの例、パールヴァティ像（図26）は、ヒンドゥー教の女神でシヴァ神の妻であり、インドの人々からすると、この女神は女性の官能美や優美さ、気品などの極致であり、女性美の象徴となっているようだ。大きな胸と細い腰、背中から腰にかけての湾曲など、官能美を表現しうる特徴は極限まで誇張されている。

†セクシーな女性が好まれる理由

表現のピークシフトから私が思い浮かべるのは、オーストリアのヴィレンドルフの遺跡で発掘された旧石器時代の石像、ヴィーナスだ。二万年ほど昔のものとされる一一センチほどの小像は、乳房や腹部、お尻が極端に強調されており、多産や豊穣のシンボルと考えられている。ヒューマンエソロジー（動物としてのヒトの行動学）の大家であるアイブル＝アイベスフェルトは、このヴィレンドルフのヴィーナスを、人が理想とする女性像の二つの例のうちの一つとして取り上げている。彼によると、かつてブッシュマンとよばれていた南部アフリカのカラハリ砂漠に住む狩猟採集民族のサン人や、同じくかつてホッテントットとよばれていた南部アフリカの民族のコイコイ人らにおいては、このヴィーナスの体型のようなお尻が大きく張り出していることが成人女性の美的特徴となっているという。

その一方で、アイブル＝アイベスフェルトがもう一つの美人の理想型として挙げているのが古代ギリシャ彫刻の女性像である（図27）。たとえば、ルーブル美術館にあるミロの

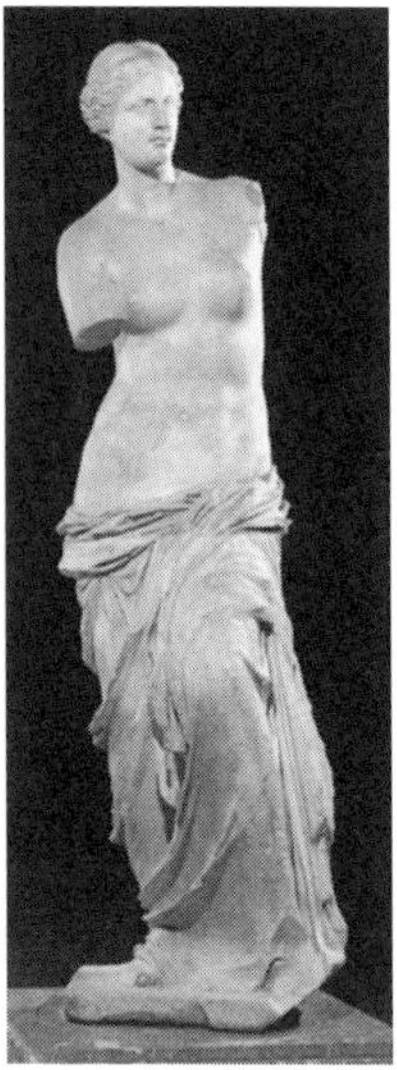

図27　ミロのヴィーナス（B.C. 100頃、ルーヴル美術館）

ヴィーナスは、身長二〇四センチ、スリーサイズは、バスト一二一センチ／ウエスト九七センチ／ヒップ一二九センチだといわれているが、スケールを現代人女性と同程度に八〇%に変えてみると、身長一六三センチ、バスト九六センチ／ウエスト七八センチ／ヒップ一〇三センチと、ずいぶんグラマーなことが分かる。理想美とさえいわれるミロのヴィーナスだが、こうサイズで示されると、少しふくよかな印象だ。

進化心理学では、女性の身体におけるウエスト対ヒップの比率（ＷＨＲと略す）は、男性の目を惹きつける手がかりになると考えられている。男性が女性に対して魅力的に感じる平均的なＷＨＲは〇・七程度といわれている。マリリン・モンローのＷＨＲはまさに〇・七だが、ミロのヴィーナスのＷＨＲは〇・七五だ。

もしかしたら、プラトン的な意味での知覚的な理想美は、古代ギリシャ彫刻のミロのヴィーナスの〇・七五のＷＨＲなのかもしれないが、男性は一般的に〇・七程度をより好む（ボストン周辺に住むアメリカ人を対象にした最近の研究では、〇・六五程度という結果も示されている）。それは女性の若さや健康、繁殖力、適切な脂肪蓄積の指標として、最適なものとして考えられるもののようだ。つまり、男性にとって、女性のWHRが〇・七というのが、健康な子孫を残しうる女性の出産適齢期のサインだということだ。逆に言うと、現在妊娠していないであろうというサインでもある。

男性を実験対象者として、女性のウエストからヒップにかけての写真を観察してもらい、魅力度を評定しているときの脳活動をfMRIで捉えようとした研究がある。その研究では、確かに理想的な体型（WHR＝〇・七）を観察しているとき、そうでない体型の写真を観察しているときに比べて、特に前頭葉にある報酬系の活動が高まることを示している。

このように、ウエストが細くてヒップが大きい女性は確かに魅力的でセクシーだが、だからといって絵画に登場する女性は必ずしもそのようなセクシーな人物が描かれているわけではない。私がいちばんに思い浮かべるのは、ピエール＝オーギュスト・ルノワール（一八四一―一九一九）が印象派としての全盛期以降に描くようになった女性のヌード作品だ（図28）。そこに描かれている女性は豊満で、決してウエストが細いわけではない。張り出した大きな曲率をもって描かれたヒップが特徴的であり、生身の女性に対して感じるセクシーさよりも、ミロのヴィーナスにおいて考えられる理想美を思い浮かべてしまう。

†対称性、構図と顔の魅力

アートの規則となり得るのは、自然界に存在し、脳が敏感に反応しうることが必要条件となる。その典型例として私たちが真っ先に思い浮かべるのは、対称性についてだ。雪の結晶や花、蝶の羽など、対称性をもつ美しい形は挙げるときりがないほど自然界に多く存在している。ヨーロッパのゴシック建築やインドのタージマハルをはじめとして多くの建築物や構造物も左右対称をなしている。人の顔や身体も、おおざっぱには左右対称であるが、厳密には完全な左右対称ではない。古代ギリシャや古代ローマ、ルネサンスをはじめとして、対称性を理想美とみなす風潮はたびたびあった。ゲシュタルト心理学のルールでも、対称性を持つものはよい形態とされ、図になりやすいとされている。

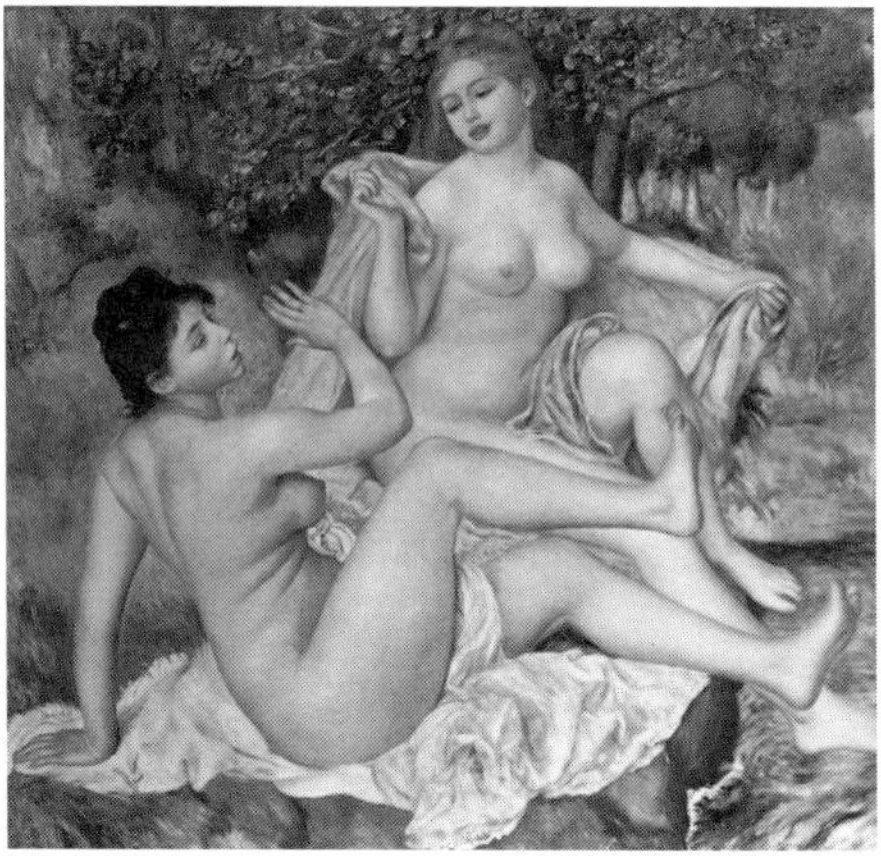

図28　ルノワール『女性大水浴図』（部分、1887年、フィラデルフィア美術館）

しかし、写真を撮るとき、履歴書の証明写真でもないかぎり、きっちりと真正面から撮影することは少ないだろう。少し斜めを向いて、右顔か左顔のどちらかを前面に出して、目線だけ正面に向けることが多いのではないだろうか。人の顔の対称性の度合いと、そこに感じられる魅力の関係を調べた心理学の研究は多い。

実は、顔の対称性は、魅力度との関係よりも、健康らしさの認識との関係の方が強いといわれている。もちろん、左右でのバランス(均衡)がとれている顔がより好まれる傾向にはあるが、男性では顔の右半分側が、女性では左側が好まれるようだ。このことは写真うつりの際に参考になるだろう。また、真正面を向いた顔を正中線で半分に切り取り、反転させた画像を組み合わせると、顔右半分だけでできた顔、左半分だけでできた顔になる。それらの印象はずいぶんと元の左右対称でない顔からすると異なる印象が得られる。また、左右非対称の顔の方が、個性的で記憶に残るようだ。

また、複数の顔写真を画像加工のレベルで足しあわせることで、その顔の平均顔を作ることができる。そうすると、左右の顔における形状の偏りが消え、左右対称に近づいてくる。平均顔は魅力度が高いとされる。このことは、魚や他の動物の平均図形でも同じだ。平均から外れた特徴をもつ個体は、病気や障害を持っている率が高いため、極端なものは敬遠されやすい。おそらく、対称性が好まれるのにも似た理由が考えられる。対称性と健康らしさに相関があるのは容易に想像できる。

対称性は私たちの視覚の働きの一つの側面として、脳に備わったものだ。対称性をもったドットパタン（画面上に散らばっている光点のパタン）を見るとき、ランダムなパタンを見るときに比べて、視覚野の中でも形や色の処理に関わる脳部位の活動が高まることを示した研究もある。画像を対称なものと知覚していなくても、脳は対称的な形を画像ベースで解析して、視覚野は活動を高める。しかも、対称的であるという知覚がともなうことによってさらに脳の活動は強まるようだ。

肖像画や人物の写真の構図についてはどうだろうか。顔と視線の向きが魅力度にどのように影響するかを調べた研究では、顔の向きよりも視線の向きが重要だということを教えてくれる。顔を真正面に向けなくても、視線だけ真正面に向けていれば魅力的に見える。

さらに、アメリカの知覚心理学者クリストファー・タイラーによる研究では、肖像画における構図が目の位置と重要な関わりをもっていることを示している。タイラーは、過去六〇〇年にわたる二六五点の著名な画家の肖像画を幾何学的に分析した。モデルの身体部位がどのように画面上に分布しているかを分析した結果、そこに描かれている顔の目のうちの一つが画角の中央線上に描かれていることを示した。つまり、多くの画家は、顔の真中を絵のちょうど真ん中に描こうとするのではなく、むしろ少しずらして絵の中央に目の一つがくるようにしているようである。

†モンドリアンの直線と色

ピークシフトや対称性のように、自然界に存在する要素と脳の敏感な反応の関係から導き出される規則は、どのようにアートに当てはめて考えることができるのだろうか。前章の最後に述べたモンドリアンの作品をもとに少し考えてみよう。

モンドリアンが一九二〇年代以降に発表した、白・黒・赤・青・黄色と縦横線によって構成した画面の構成（『コンポジション』の一連の作品）は、ラマチャンドランが提案する表現のピークシフトの現れの一つだと私は考えている。ピークシフトとは、他者の反応が強くなるように特定の特徴を最大に誇張（強調）した効果のことだった。では、彼の抽象画がどのようにヒトの脳に強い反応を引き起こすのかについて考えてみよう。

モンドリアンは、垂直線と水平線と色の面という純粋な造形を強調することによって、空間や奥行きの表現を排除し、絵画を自然から解放しようと試みた。特に直線は「曲線よりも強く、奥深い表現である」として、垂直・水平線を重視する一方で斜線を嫌悪した。そして色は、赤と青と黄色の三色の有彩色と白・黒の無彩色のみを用いるようになった。このことは、脳のどのような働きを反映しているのだろうか。

モンドリアンの『コンポジション』のように、線と色の面だけで構成される純粋に抽象的な図形を観察しているとき、画面は眼球の裏側にある網膜に投影され、その情報は、視覚のありとあらゆる情報を細かく分析している第一次視覚野（V1）へと入力される。V1では、線や色だけでなく、動きや両眼視差（右目と左目で見える映像の位置の違い。奥行きの情報となる）なども細かく分析している。これらの視覚情報は、もちろん自然界にある情報であり、外界を知るうえで必要となるものだ。両眼視差は二次元平面上では表現できないが、それ以外は当然、絵画で必然的に表現されるべき情報となる。

モンドリアンの作品では、V1と同時にその外側で脳の底に広がっている第四次視覚野（V4）においても、大きな活動の変化がみられる。V1とV4以外の脳の多くの場所も、もちろん活動するが、V1とV4が特に色の面の情報処理に関与している。そして、V1の行う分析的な情報処理のなかで、もう一つの重要な働きは、線の方位（傾き）を明らかにすることだ。その場所では、垂直と水平の線に対して強く反応するニューロンの数が、斜めの線に対して強く反応するものよりも多いという報告があるほどだ。つまり、斜めよりも縦横の線の方が感度が高いということを表している。

このように、今から百年前に完成したモンドリアンの画面の構成は、視覚脳の基本的な働きを最大化するような表現がなされている。というよりも、線分と色に対する脳の反応を最大化するように、ピークシフトの技法をとったといっても良いだろう。

神経生物学者のゼキは、モンドリアンを優れた神経科学者だと指摘するが、それは最近の知覚研究で明らかにされている視覚機能の仕組みを、すでに昔から経験的に理解して、作品作りに活かしてきたからだ。ここ五〇年ほどの間に脳神経科学や心理学は爆発的に発展したが、それらの知見を踏まえずとも、優れた芸術家は脳が行う知覚世界の処理を無意識的に理解して、それを作品に表現していたわけだ。

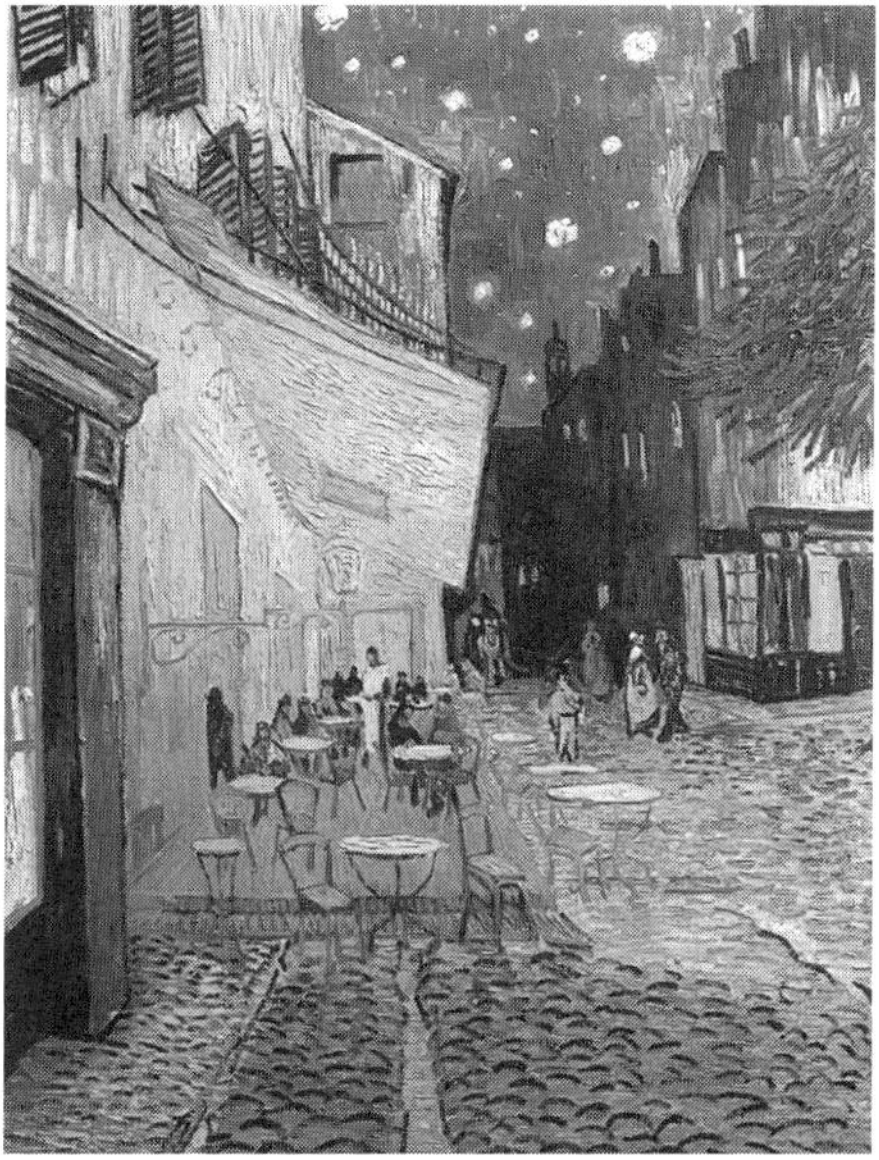
図29　ゴッホ『夜のカフェテラス』（1888年、クレラー・ミュラー美術館）

このような特定の視覚特徴の情報を処理する脳の場所を最大化するように作品を作り上げていったという意味で、ピークシフトの技法は、多くの優れた美術家の表現において実践されてきたことだ。そして、どのような情報を最大化するかということは、その美術家の特徴とか個性として取り上げられているものだ。

たとえば、ゴッホの絵画における色の表現には、色の誇張が多々認められる。『夜のカフェテラス』(図29)では、テラスを照らす光はより黄色く塗られている(背景の夜の暗さもあってコントラストが強く作用している側面もある)。

モンドリアン以降、戦後のアメリカをアートの中心地として世界に知らしめたジャクソン・ポロック(一九一二―五六)や、バーネット・ニューマン、デ・クーニング、ロスコにおいても、視覚情報が最大化(あるいは純粋化)していく様子が、美術家として成熟するとともに明確になっていく。彼らの表現の要素もまた、モンドリアンが成し遂げた線分や色の表現と同様に、脳が個別に処理する情報処理を反映しているだけでなく、私たちの美感や感情を生み出す上で重要な役割を果たしているものだと考えられる。

†ポロックのドリップペインティングとフラクタル

ポロックは、ドリップペインティングの手法で有名な画家だ。床に水平に置いたキャンバスに絵具を流動的にたらし、絵具を変えては幾重にも重ねた。シュルレアリスムの画家たちや分析心理学のユングに影響を受けていたポロックは、無意識に描いたドローイングに対して象徴的な意味をとらえようとしていた。その方法として、自由に絵具を滴らせてできあがる複雑に絡み合った線とその色は格好の表現となった（図30）。

上から絵具をたらすので、絵具が刷毛やコテについている分量によって線の太さは自然に変わる。とはいえ、絵具のたれる量や位置、線の形は無意識的にコントロールされる。できあがる画面には普通、形や物体を表す「図」と、背景になる「地」があるが、重なり合う線で埋め尽くされたポロックの絵には、図と地との区別がない。

ポロックの作品をコンピュータで解析した研究によると、彼のドリップペインティングは入念で高度な技術の反映だという。さまざまな色の絵具の線が何層にも重ねられた、彼が描く一見ランダムで偶然によるかのような画面には、「フラクタル」の要素が入り組んだ構造になっているという。フラクタルというのは、どのように拡大しても類似の形状となる、細部の構造が全体とよく似た形となって現れたものだ。自然にはフラクタルを示すものが多い。たとえば、葉っぱの葉脈のパタンは先端の方を拡大しても似た線の形が繰り返し現れる。このことは雲や海岸線の形状にもみられる特徴となっている。

フラクタル図形を特徴づける指標は次元Dで示され、一〜二までの小数点を含む数値で複雑さの度合いがあらわされる。この値が小さいと、全体と細部の形の相似は目立たず隙間の多い構図になり、値が大きいと全体から細部に至る相似は繰り返しが密になり、複雑

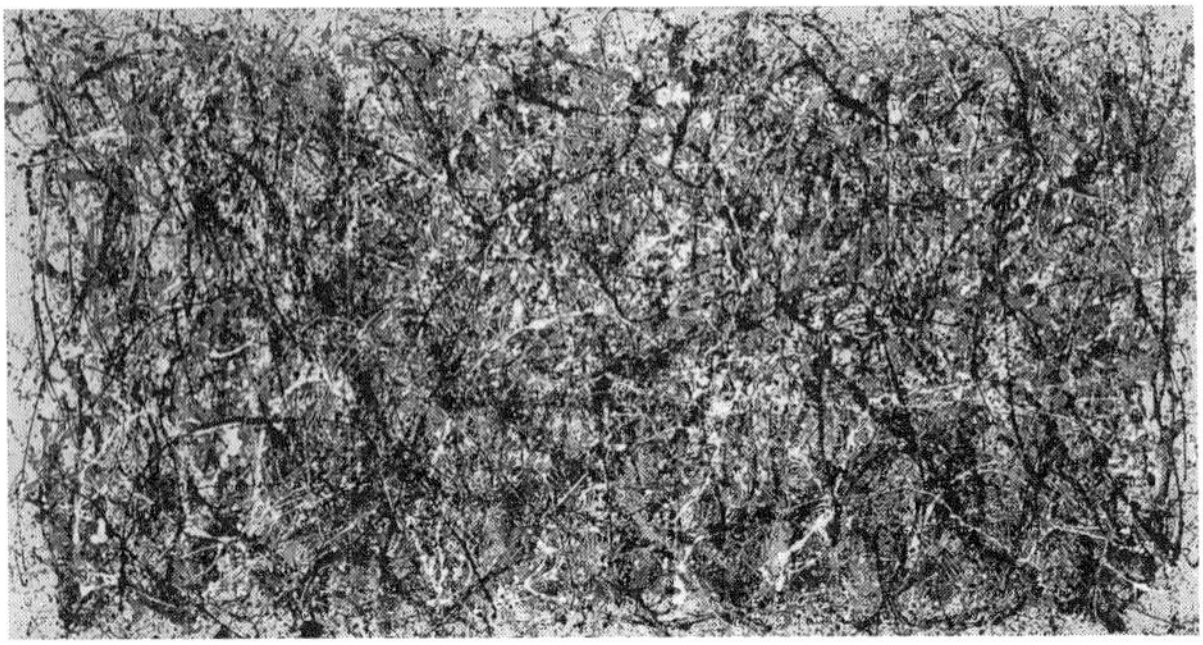

図30　ジャクソン・ポロック『I（第31番、1950）』（ニューヨーク近代美術館）

な構造となる。ポロックの作品を年代別に調べると、彼が技法を洗練させるに従って、フラクタル構造の複雑さの次元が大きくなっていったという。

　フラクタル図形は、複雑さの次元が大きすぎず小さすぎずの中間的な値のものが好まれるようだ。あるEEG（脳波）研究でも、複雑さが中程度のフラクタル構造は、他の複雑さの程度よりも、強いアルファ波を生じさせることが示されている。アルファ波はリラックスや安静と関連している脳波だ。fMRIによる予備的な実験でも、中程度の複雑さをもつフラクタル構造が、形状の知覚や空間的に関する長期記憶、感情とも関連する脳の領域の活動を高めることが指摘されている。

　しかし、ポロックの作品では、最も脂ののった時期に描かれたものは、フラクタル次元が中間的よりも少しだけ大きい。オレゴン大学の物理学者、リチャード・タイラーは、ポロックは鑑賞者の注意を少し引くために、少しだけフラクタル次元つまり複雑さの度合いを大きくしたのではないかと指摘している。ポロックは、フランスの数学者、ブノワ・マンデルブロによって自然のフラクタルについての理論が発表された一九八二年よりも三〇年ほどまえに、作品においてフラクタル構造を何度も描き出し、それが美術作品として人が魅せられる要素となりうるのを直感していたことになる。その意味で、ポロックもまた優れた神経科学者だといえる。

†中庸の重要性

ポロックのドリップペインティングは、あたかも偶然にできあがった線が画面全体を埋め尽くしているようで、実は脳がなしえる綿密な計算による調和のうえに成り立っているということだ。また、フラクタル構造において中程度の複雑さが心地よく感じられるというのは、心理学の過去の研究をみても妥当性が高いように思える。

万人に共通した美の公式が存在するのかについては議論があるところだが、複雑さが美に関係していることはずいぶん前から指摘されてきた。「複雑さのなかの秩序」という美の考え方を、アメリカの数学者バーコフは「美的価値＝秩序÷複雑さ」として、心理学者のアイゼンクは「美的価値＝秩序×複雑さ」として公式化した。その是非については別の機会に述べることにするが、複雑さが美に重要な要因として影響することについては共通の見識のようだ。

また、ヒトは単純すぎる情報や刺激には快を感じないが、複雑すぎるものには不快を感じ、その中間に快感を最大にする覚醒を変化させるゾーン（覚醒ポテンシャルという）が存在する、というものが知られている。この考え方は、心理学者のバーラインによって示されたものだが、単純さ／複雑さだけに限らず、新しさ／馴染み深さなどの多くの刺激の特徴についても当てはまるとされている。それらの特徴が「ほどほど」である、つまり中庸なときに、快は最大化されるというわけだ。

動物行動学者のアイブル＝アイベスフェルトもまた「観察者にとって秩序を見いだすのがあまりにもやさしかったり、あるいは規則的な関係を見いだすことができないと、その対象は美的な魅力を欠く。したがって美的対象は、複雑すぎず、また単純すぎない程度の秩序をもつものでなければならない」と述べている。このような心理は、曖昧さが快を十分に引き出すのに役立つことを意味づけてくれる。

フラクタルのように、一見すると偶然の産物であるようでもよく見るとそこに確固とした規則性が含まれるというようなものは多く見うけられる。その他の例としては、黄金比や白銀比が挙げられるだろう。黄金比というのは、一対一・六一八……となる比率で、自然や人工物、美術作品に潜んでいる美の法則の一つとされる。一方、白銀比は、一対一・四一四……（つまり$\sqrt{2}$）であり、日本では古くから白銀比は美しい比率として、歴史的建造物にも、生け花の姿にも見うけられる特徴となっている。黄金比や白銀比も、中途半端な値ではあるが、そこにもまた中庸さの重要性がうかがえる。

†黄金比と脳

古代彫刻は、図31中央のようにヘソを境界にして上下で黄金比が成り立っており、それ以外の部分にも黄金比が隠されている。イタリアの脳神経科学者、ディ＝ディオらは、古代ギリシャやローマ時代の彫刻画像を変形させて、身体像を自然な状態から崩したときに脳がどのように反応するかをｆＭＲＩで調べた。彼らは、美術史の知識がない人たちを観察者として、黄金比が保たれた、あるいは微妙に崩された画像を観察してもらった。観察者がそれらの画像の違いを区別することができるほどではなかったのだが、黄金比が保たれた彫刻画像を観察している時にはそうでない画像を観察している時に比べて、島皮質が活動を高めることが分かった。島皮質というのは、情動の処理と密接に関連しているが、同時に身体感覚にも関連している場所でもある。

同じ研究のなかで、彫刻画像を見て美しいかどうかについて観察者に判断させる課題に

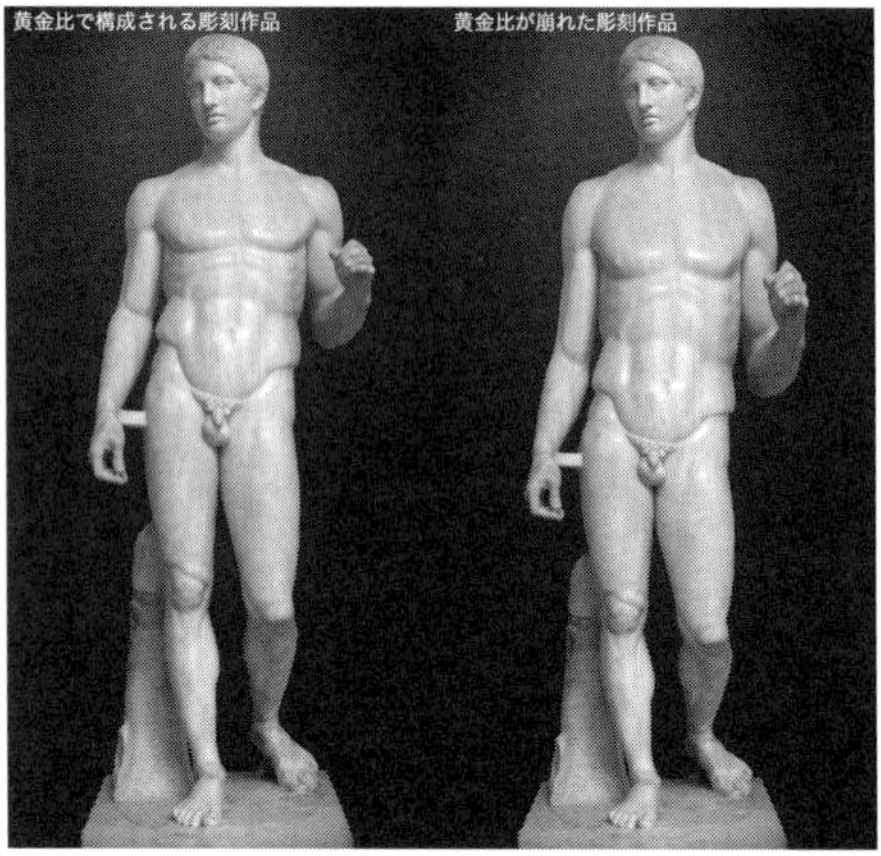

図31　黄金比

おいては、美しいと判断される場合に、右脳の扁桃体や眼窩前頭皮質内側部が活動を高めることが示された。扁桃体には情動評価に関する働きが、眼窩前頭皮質内側部には報酬の価値の評価の働きがある。

　黄金比には、誰しもが感じる客観的な美的価値があるとされる。ディ＝ディオらの研究では島皮質が活動を変化させた。そのような美的価値への反応は、本能的な直感に基づいているのだと彼らは述べる。黄金比にみられる美は客観的なものであり、それは個人的な判断にはよらないものだ。誰しもが美しいとする生物学的な信号であり、それに対して多くの人々が共鳴的に反応する。一方、主観的な美的判断は、個人の判断基準や好み、過去の体験に基づいたもので、人によって全く異なるものだ。

†竜安寺の庭

京都の寺社には美しい庭が多い。そのなかでも竜安寺の枯山水の石庭、方丈庭園は特に有名で、長方形の空間に敷かれた白砂利の中にある岩の配置は見事だとされている。アメリカの文化人類学者、エドワード・ホールは「暗い、羽目板で囲まれた本堂を通ってある角を曲ると、突然力強い創造力の発現の前に立たされる。一五個の岩が砂利の海から立上っているのである。竜安寺を見るのは感動的な体験である。人はその秩序、静寂、極度な簡素の修練によって圧倒される」と述べている。岩はランダムに配置されているようで、実は緻密な計算のうえに庭全体のレイアウトがあると考えられている。

京都工芸繊維大学で実験心理学を教えているバン・トンダは、石庭の空間的構造を中心軸変換法という画像解析によって調べた。中心軸というのは、図形の輪郭線から釣り合う距離にある骨格に相当するようなもので、中心軸を用いると図形の空間的構造を簡単に表現できる。絵を描く人にとって、中心軸や骨格を正確に捉えることは、動きのある対象をいきいきと表現するうえでとても重要なことだ。それだけに、美術を専門的に学ぶためには、解剖学が大切になる。人を描くためには、人の骨格を理解することが重要だとされるのだ。また、私たちの視覚は、物体の中心軸を捉えようとする傾向がある。それは中心軸上のものに対する視覚の感度が高いという点にもそのことはあらわれている。
竜安寺の石庭の岩の位置から等距離にある位置を中心軸として解析を進めると、推奨鑑賞場所とされる寺の方丈から軸は庭園の方に二分枝構造を繰り返しながら広がっている。しかも、中心軸は岩の方へと分岐して伸びていくが、分岐するまでの長さは、先にいくにしたがって短くなりながら、分岐が繰り返されるフラクタル構造を持っている。次に竜安寺の石庭をみるときには、どのように岩が配置されているのか、岩の配置の関係をたよりに中心軸を頭の中で再現してみたら面白いだろう。

†規則性と脳の働き

対称性や黄金比などとともに古くから人が憧れたのは「規則性」である。脳はどのように規則的であることを抽出しているのだろうか。たとえば、

0, 1, 1, 2, 3, 5, 8, 13, 21, 34, 55, 89, 144, 233, 377, 610, 987, 1597, 2584, 4181, ……

という数列を見て、どのような規則性が隠れていると思うだろうか。実は、これはフィボナッチ数列とよばれる有名なもので、隣り合った二つの数字を足し合わせると、次の数字になっている。実は黄金比を導き出すのに重要な数列だ。

ゼキらによって行われたｆＭＲＩの実験では、ＢＣＡＢＣＡＢＣＡ……のようにアルファベットが画面上に次々に規則的な順序で提示される場合と、ＡＣＢＡＢＡＣＡＢ……のようにランダムな順序で提示される場合とで（他にも、数字の１２３や赤緑青の四角形などを用いて実験を行っている）、脳がどのように反応しているのかを調べた。規則的なパタンの場合、ある程度考えればその規則性について簡単に理解ができ、次にどのようなものが提示されるのかを予測することができる。ランダムなものだと予測は難しいことになる。

彼らが行った実験では、規則性のある提示条件では規則性をともなわない条件に比べて、眼窩前頭皮質や淡蒼球といった部分が活動を高めたが、規則性をともなわない提示条件では、背外側前頭皮質（ＤＬＰＦＣ）が活動を高めることが示された。ＤＬＰＦＣは、新奇なものや予測していないものに反応したり、問題解決が必要な部面で活動が高まる。

規則的なパタンは私たちの日常にも溢れている。たとえば、ポップスやロックのような音楽にはビートとよばれる拍子のパタンがある。ビートのリズム（規則的パタン）はビートになっていないリズム（不規則パタン）に比べて脳の奥深くにある大脳基底核の一部、被殻という場所の活動を高めるが、この脳の部位は予期や期待と関連して、運動学習に重要な役割を果たしているようだ。確かに、アートでもスポーツでも、規則的な手がかりやリズムは習得の上で必要なものだし、しばしば表現にもあらわれる。

一方で、規則性は次の展開の予測を促すが、規則的すぎても単調になって飽きられてしまう。時として期待通りの、また時として意外性のある展開は、音楽でも文学や映画でも、作品の魅力を高めてくれる。

†想像をかき立てる曖昧さの表現

ゼキは、美術作品において、「一つの真実ではなく複数の同等に有効な真実を同時に表現する」ことを曖昧さとよんでいる。たとえば、フェルメールの『音楽のレッスン』(第六章扉)においては、男性と女性の関係をめぐる複数の真実が同時に存在するという。男は夫なのか、恋人なのか、ただレッスンをする教師なのか。そこで交わされる会話が何なのか、見る側の想像を駆り立てる。どのようなシナリオでも全てが同程度に有効であることが曖昧さの前提だ。ゼキは「脳内に蓄積されている過去の同じような出来事についての記憶を通じて、この絵のなかに多くの状況の理想的表現を見ることができ、そうしてこの情景を悲しい場面あるいは幸福な場面として類別することができるのである」と述べるが、画家は、その曖昧さの解決を、見る側に委ねている。

第四章の図22で、私たちは白黒の斑点が広がった模様の中から、はじめはそこに何があるか分からなかったのに、ダルメシアン犬をひとたび見つけ出すと、もはや忘れることができないという体験をした。このような発見や気づきは、覚醒や注意を高めることになる。ラマチャンドランはそれを「アハ！体験」とよぶ。脳が示す曖昧さの解決の例の一つだ。

脳が情報の特徴を細かく分析していく「データ駆動型処理」（ボトムアップ処理）と、過去の経験や知識、期待を総動員して問題解決にあたる「概念駆動型処理」（トップダウン処理）の双方が出会う場所に、アートの可能性が生じると私は考えている。文学でも、特にミステリーでは、作品に張り巡らされているさまざまな伏線が、読み進めるうちに紐解かれてきて、終盤に一つにつながるときの快感を私たちは何度も味わっている。

一七世紀の文学者、ラ・ロシュフーコーは「美しいものの中には、あまりに完成されているより、荒削りなままのほうが、はるかに精彩を放つものがある」という。また、落語家として現存する唯一の人間国宝、桂米朝は、「すべて味わいは、十分な説明をしないで相手にわからせた時の方が、味が良いものです」と言う。作品にある適度な曖昧さは、作品を味わう側の意識や理解、イメージの手助けによってリアリティが増す。さらに同じ落語家、立川志の輔の言葉を借りれば、「落語は、具体的なものを見せず、ただ座布団に座ってしゃべるもの。こんなに不親切な芸能はありません。噺家は全体の8割しか提供できないんです。残りはお客さんの想像力。もし聴いた甲斐があったと思い、この芸能を素晴らしいと感じたのなら、お客さん自身の想像力が豊かだからですね」ということだ。落語の名人の話であっても、聞き手の想像力なくしては、その味わいは完全なものにはならない。鑑賞者の想像力が、脳でどのように作られるのかを知っていることは、作品や表現の良さを伝えるうえでも大切だろう。

†モダンアートが生まれた理由

現代アートのなかには、これがアートなのかと当惑させたり、たびたび怒り出したくなるものもある。やたらと大きかったり、ピカピカに光っていたり、キャンバスが一様の色で塗られていたりして、ある特定の視覚特徴のみをひたすら増大させているかのような作品が目につくだろう。ピークシフトされた特徴によって、見る人を立ち止まらせては、これは何だ、何を表現したいのだろうかと考え込ませる。

二〇世紀美術におけるピークシフト的な表現は、特定の視覚特徴の最大化や純粋化によって達成されるが、同時に、純粋化し最大化するべき目新しい特徴探しのジレンマへと陥っているようにも思える。この、新しい表現、極端な表現を探し求めるという現代アートの兆候のルーツは、そもそもはモダンアートにあったと考えられる。

モダンアートを一言で定義するならば、自然や対象の写実的な描写を否定して、表現様式における最も本質的な要素を中心にして純粋な視覚性を目指す美術であるといえる。しかし、そこまでの明快なモダンアートに至る道のりは、その数十年前の美術家たちの戦いがあってこそだ。モダンアートの出発点は、一九世紀に起きたアカデミズムへの反発が基礎にある。

当時、美術アカデミーとよばれた美術学校では、正確なデッサンから滑らかな筆づかい、入念な仕上げ、さらには陰影や遠近法などの「絵画技術」だけでなく、歴史画や神話画を頂点とした主題の階層構造の規範と新古典主義やロマン主義などの「絵画の理念」を伝授する場であり、当時の絵画芸術の主流をなしていた。アカデミズムの美術は、多大な努力と訓練を要して習得した特殊な技術を前提としており、時間をかけて描き丁寧に仕上げられた作品は、高価な額縁に入れられて国や貴族、お金持ちに買われていった。

しかし、そもそもはそういったアカデミズムの画家たちの弟子であった、写実主義のクルーベや印象派のマネやモネといった画家たちが、かつてダヴィッドがロココに反発し、新古典主義によって一九世紀のアカデミズムの基礎を作っていったように、新しく出てきた彼らは権威的なアカデミズムに満足せず、自由な主題と表現を求めていった。

このようにモダンアートの源流は、既成の枠組みからの脱却の運動に芽吹き、その動きは印象派からポスト印象派、そしてキュビズムやフォービズム（野獣派）へ、さらには抽象表現主義へと流れて、二〇世紀の美術や建築へと波及していくことになる。

†知覚とは外界の思考であり、知識獲得である

それと同時にモダンアートへと続く一九世紀後半からの美術運動は、視覚と思考を行き交う、ある種の実践でもあった。芸術心理学者のアルンハイムは、知覚された外界の構造を表現する過程とは、知覚的に与えられた情報を頭の中で考えた結果として概念化していくことではなく、むしろ、知覚のなかへもっと深く入り込むことによってイメージをもとに思考するプロセスであるとして、「視覚的思考」という概念を提唱した。一方、ゼキは、美術の過程とは「物体、表面、顔、状況などの不変かつ永続的、本質的かつ恒久的な特徴を表現し、カンバス上に表現された特定の物体、表面、顔、状況についての知識を与えるだけでなく、そこからその他の多くのものに一般化できる知識、すなわち広い範囲におよぶカテゴリの物体や顔についての知識を与えることである」と脳の働きの視点から指摘する。つまり、美術家は、作品をつくることを通して世界を理解しようとするプロセスを実践しているということだ。心理学でも哲学でも、長らく知覚と知識・思考とは別物として扱われてきた。だからこそ「作品をつくることを通して世界を理解しようとする」視点は、美術家がどのように彼ら自身の作品を捉えているかを浮かび上がらせてくれる。

ここで考えてみたいのは、連作という形式だ。たとえば、モネの『積み藁』や『ルーア

ン大聖堂』、セザンヌの『サント・ヴィクトワール山』や『水浴群像』、ゴッホの『ひまわり』など、多くの画家が一つの特定のモチーフを何枚にもわたって描くということがある。モダンアート以降でも、ロスコのシーグラム壁画や、モンドリアンの『コンポジション』、バーネット・ニューマンの"The Stations of the Cross"も、連作といえるだろう。広く考えるならば、ミケランジェロのピエタや、ターナーの光と風景をめぐる作品、ムンクの『生命のフリーズ』など、多くの画家が特定の主題や構図を繰り返し描いている。

連作について言及するうえで、しばしば対比されるのは、モネとセザンヌだ。絶えず変化する光や時間、季節、空間を自然や対象の本質的な特徴として描き出すこと、その追求が彼らの連作の背景にある。そして、その追求とは彼らの思考にほかならない。

†モネの連作と時間の表象

モネは三〇作品にもおよぶルーアン大聖堂の連作において、時間や天候とともに移ろいゆく光とその印象を、同じ構造物のほぼ同じ構図の中に落とし込んだ（図32）。モネは「私にとってモチーフそのものは、もはやあまり重要ではありません。私が表現しようとしているのは、私とモチーフとの間で展開されるものなのです」と述べているが、この言葉は二つのことを示している。まず一つは、モネの制作がまさに視覚的思考に基づいているということだ。モネは描くことによって、時間や光や印象をとらえる実践を行っていたのだ。もう一つは、モネにとって、大聖堂を描くことよりもそこにある時間や光や色の変化を描くことが大切だったということだ。

モネやセザンヌの良き同志であったピサロは、モネのルーアン大聖堂について、「ある時間の切片の表現にまで還元し、その前後に起きたことを排除した……「瞬間的に」宿った「効果」の直接の姿だ。大聖堂のほとんどが時計を中心に置いているのは、ただの偶然ではないかもしれない。……「前」も「後」も、「まだ来ていないもの」も「もう過ぎ去ったもの」も、大聖堂を描いたモネの絵のどれにも見当たらない。どの絵にも「ちょうど今」、つまり時計の針の指す瞬間が描かれている。しかしその時計を、モネはあえて絵の具でぼかしている」と述べている。

このピサロのこの言葉を引用した、イギリスの進化心理学者ニコラス・ハンフリーは「私たちは、感覚が意識に上る、厚みのある瞬間に過去・現在・未来を融合させるのではなく、一瞬を捕まえ、そのありのままの姿にしがみつく、したがって、それぞれの瞬間はいい、それが起きている時間より長く起きているように感じられるのだ」とモネの意図を代弁している。モネの試みとは、刻々と変化する光や時間から切り離された一瞬を描き出す作業だったということができる。では、モネが描こうとした「瞬間」とは、どのように感じられるべき時間なのだろうか。一連のルーアンの大聖堂の作品ごとに、そこにある時間の印象はおそらく異なる。

知覚心理学の最近の研究で示されている現象に、「フラッシュ・ラグ効果」というものがある。たとえば、コンピュータの画面上で、横方向に移動する光点を提示し、光点が画面の中央に移動したときに、光点の真下で別の光点を一瞬フラッシュさせると、移動する光点がフラッシュした光点の位置よりも先の位置にずれて見える、というものだ。私たちの見えは、網膜に情報が与えられてから知覚として意識されるまでに約数十〜百ミリ秒ほどの遅れがある。脳は運動している対象の画像を処理するために、運動する対象の見えに遅れが生じないように「つじつま合わせ」をするために、移動する光点と一瞬フラッシュする光点との間に、位置のズレが感じられるということだ。これはほんの一例に過ぎないが、知覚心理学の実験的研究が教えてくれる「今」の

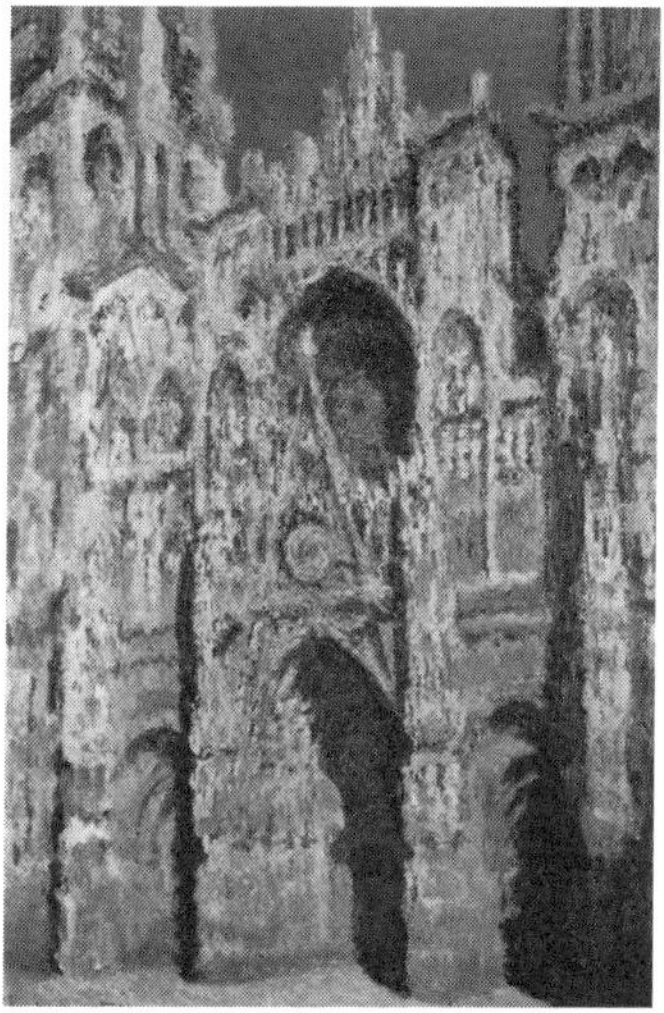

図32　モネ『ルーアン大聖堂』(1892-93年、オルセー美術館)

知覚とは、必ずしも物理的な今の一瞬には対応しない、とても曖昧なものだということだ。

ゼキは、モネが一連の大聖堂の絵画を通して「モネは、(日光や照明の条件による色の変化を脳が補うことができない)色覚異常が疑われるほどまでに主要な波長を強調している」と指摘する。構図はほとんど変わりないが、作品ごとの色調は時間や季節の表現は画像のレベルで異なっている。モネは色を誇張することで「一瞬」の違いを示したのだ。

†セザンヌと視点の表象

刻々と変化する時間の一瞬をキャンバスの上に切り取ろうとしたモネに対して、セザンヌは変化しながらも変わらないものの存在を描き出そうとした。セザンヌは晩年、プロヴァンスの地で、少し歩いて見晴し台に登ればサント・ヴィクトワール山を望むことができる場所にアトリエを建てた。彼は自然に基づいて、自然との接触のなかで得る感覚を十分に表現し遂げることを望んだ。セザンヌは自然の抽象化を意識的に追求した。友人である画家エミール・ベルナール宛の手紙のなかで、

「……自然を円筒形と球形と円錐形によって扱い、すべてを遠近法のなかに入れなさい。つまり、物やプラン(面)の各面がひとつの中心点に向かって集中するようにし

なさい。水平線に平行する線はひろがり、すなわち自然の一断面を与えます。お望みならば、全智全能にして永遠の父なる神がわれわれの眼前にくりひろげる光景の一断面といってもかまいません。この水平線に対して垂直の線は深さを与えます。ところでわれわれ人間にとって、自然は平面においてよりも深さにおいて存在します。そのため、赤と黄で示される光の震動のなかに、空気を感じさせるために必要なだけの青系統の色を導入する必要が生じます。」(ジョン・リウォルド編『セザンヌの手紙』236–237)

と述べた。キュビズムのみならず、その後のモダンアートへと影響を与えた有名な言葉だ。感覚を実現しようとするセザンヌの試みのなかで、彼は晩年には抽象化の表現を深めていく視覚的思考を実践した。抽象化はその後のモダンアートの際だった特徴となっていった。

自然界にある無限の形状をいくつかの基本的な三次元形状に還元しようとした試みは、知覚の原理としてはしごく当然なことだとも考えられる。アメリカの知覚心理学者であるビーダーマンは、複雑な三次元物体の認識が、円柱や四角柱、三角柱、三角錐、フットボール型などの基本的な特徴要素(「ジオン」という)に分解して認識されるものと考えた。

ある程度複雑な対象でも、私たちが瞬時にそのものの形状を把握できるのは、複雑な対象をある程度簡単な形状の単位に分解して理解しようとする脳の働きによるということだ。

しかし、三次元物体の認識では、観察者が動いたり対象物が動いたりすれば、そのものの見え方は変わってしまう。たとえば、コップを斜め上から見るのと、真上から見るのとでは、コップの見かけの形状は全く異なる。それでも私たちは、見る方向が変わったことによる形状の見かけの変化にとらわれることなく、コップであるという認識を容易に行う。

では、ヒトの視覚系は視点の変化による問題をどのように解決しているのだろうか。この点については大きく二つの考え方がある。一つは、視点非依存アプローチとよばれ、もう一つは、視点依存アプローチとよばれている。視点非依存アプローチでは、視点が移動することで対象の見え方が変化しても物体を基本的な特徴要素としてとらえることで、対象の視点不変性が保持されると考えられている。一方、視点依存アプローチでは、脳はある視点からの物体の景観をそのまま記憶し、視点の移動に応じて記憶するべき膨大な記憶容量を抑えるために、視覚系が記憶していないいくつかの景観を補っているとしている。

セザンヌは『リンゴとオレンジのある静物』(図33)で、一枚の絵に複数の視点を導入したとされている。セザンヌに大きな影響を受けたキュビズムの画家ホアン・グリスは、キュビズムを「対象の外観をいくつかの連続的な視点から見るために対象の周囲を動き回

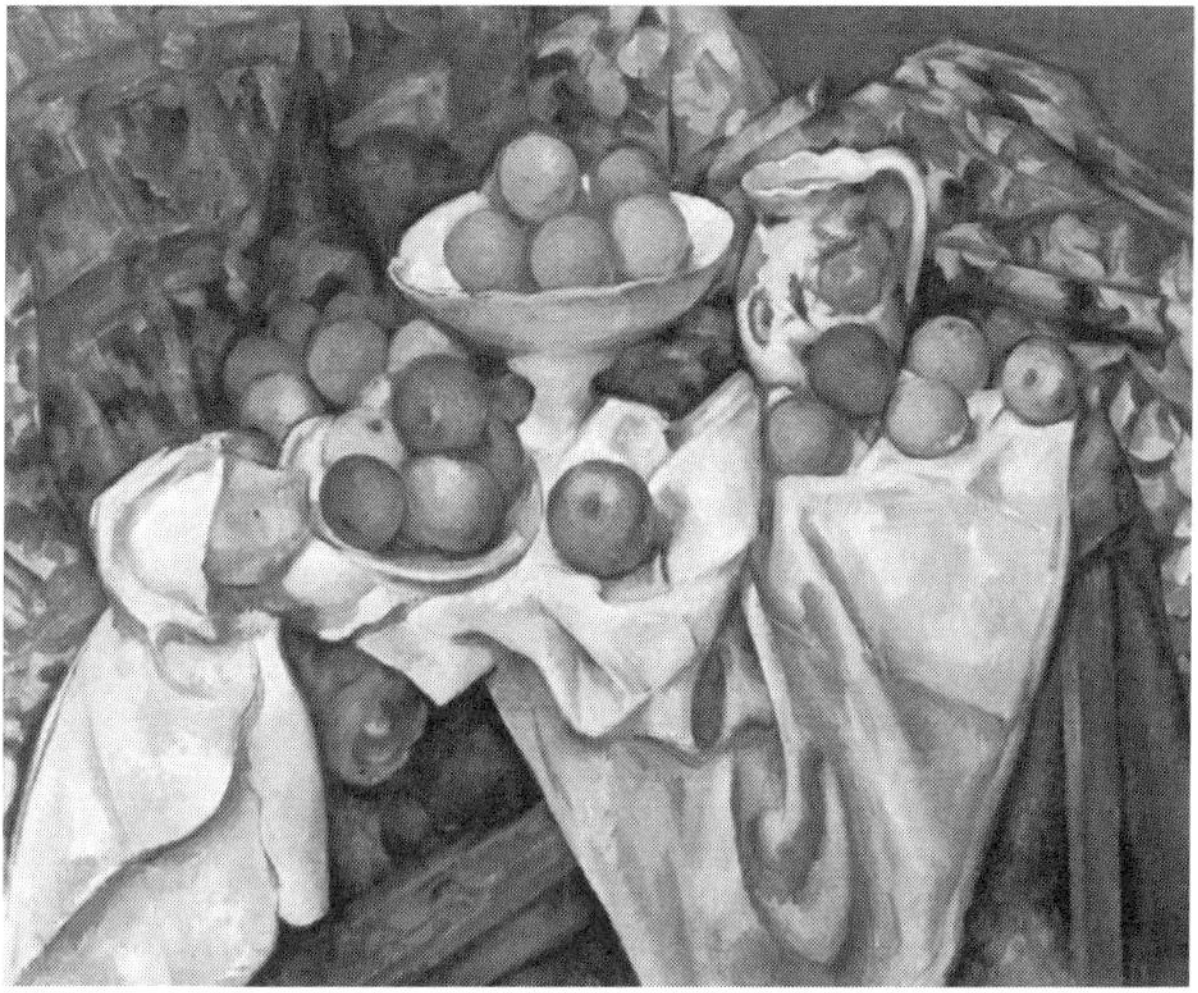

図33　セザンヌ『リンゴとオレンジのある静物』(1889年頃、オルセー美術館)

った結果の、静的表象である。これらの外観が一つの画像の中に融合され、共時的に対象を再構築する」ものと要約しているが、彼らが参考にしたセザンヌの視点は、キャンバスに描かれる対象をより適切に映し出すものとしての役割があったのではないかと思わせる。

　なぜなら、その絵に描かれている、リンゴやオレンジの塊は、それら自体はごく自然に描かれているが、全体としてはそれらの視点が四つも五つも描かれる塊の分だけ存在するからである。『リンゴとオレンジのある静物』の大きさは、横九二センチ×縦七三センチある。視覚の解像度の観点に基づくと、その絵の全体像を一度にとらえようとするには、少なくとも五メートルほど離れた位置から見る必要があるが、普通に絵を観察する距離（一〜二メートルほど）から一度にみることができるのは、描かれたリンゴやオレンジのまとまりの程度である。それはあたかも、リンゴやオレンジの塊の最適な見えを生み出す視点を同一キャンパスに再構築しているようでもある。

†モネとセザンヌの共通点

セザンヌは、サント・ヴィクトワール山をモチーフとした絵を二〇数点描いている。彼にとってその山が、アトリエを直接眺めることができない場所に建てさせ、圧倒的な自然との間に距離を保つ必要があったほど、絶対的な存在であった。セザンヌはサント・ヴィクトワール山を「小さな人間どもの意志を挫けさせてしまうような姿」と形容するほど大きな存在として認識していた。事実、実際の山の光景と彼の絵を比較すると、しばしば実際の山の稜線よりも高く描かれている。それは葛飾北斎の富嶽三十六景や安藤広重の東海道五十三次に描かれる富士山が実際の山稜よりもはるか高く描かれているのと同じだ。

モネが描いたルーアン大聖堂では、構図はほとんど変わらないが作品ごとの色調は大きく異なっているのに対して、セザンヌの描くサント・ヴィクトワール山の絵では、色調はほとんど変わらないがさまざまな視点から山の表情を描き取っているので絵の構図は作品ごとに大きく異なっている。セザンヌにとって、どのような角度から山を描こうとも、山の存在は間違いなく絶対的なものだった。あたかも、そこにある変わらないもの、「自然の奥にある精神的なもの」を描く過程だったことを示しているようだ。山の絶対的存在は、さまざまな角度からの記憶を補って作り上げられたものではなく、視点には依存しない形で放たれている。

ヒトは外界から受容したさまざまな感覚情報のなかから意味のある情報を取り出し、それらに基づいて自己がいかに行動すべきかを判断する。現実世界にある刻々と変化する視覚情報は膨大であると同時に、網膜に投影された時点で奥行き情報を失い、視線を向けた先の中心以外にある情報はとても粗いものとなっている。中心視は解像度が高いが、周辺視は解像度が低いのだ。脳の仕事は、そのなかで、曖昧さの解決に基づいて瞬時に意味のある情報を取り出し、知識化することだ。モネが一瞬を切り取るためにその時の光を色の粒で強調したのに対し、セザンヌは対象の存在を抽象化という手段で強調した。それはモネ同様、曖昧さの解決の手段であったのだと考えられる。セザンヌが実践した抽象化の過程もまた、脳の際だった特徴の一つと考えられる。モネの移ろいゆく光や時を求めることと、セザンヌのそこにある変わらないものを求めることとは表裏の関係だ。モネとセザンヌは反対のことを求めようとしながら、結局到達したのは同じなのではないだろうか。
さて、話を二〇世紀美術に戻そう。二〇世紀美術における視覚特徴の単純化や誇張も、視覚的思考における曖昧さの解決の手段だったのではないだろうか。

†絵画表現と問題解決

モダンアートはヨーロッパを舞台として、自然や対象の写実的な描写を否定して視覚の特定の特徴を純粋化したが、その後の現代アートはアメリカに舞台を移し、美術家のもつ多様な感覚と彼らの世界観をより正面から表現する時代へと変わっていった。その結果、個人の主義主張の数だけ、表現方法ができあがることとなったのだ。時代背景としては、二度にわたる世界大戦と先進国の高度経済成長、テクノロジーの発達があった。テクノロジーの発達は、芸術の表現方法をますます多様化させ、美術が視覚を越えて聴覚や触覚などの他の感覚と影響し合うことを理解させてくれた。しかし、それが逆に、現代アートを気難しいものに感じさせている一因なのかもしれない。

現代アートに限らず、作品の良さを知るためには、作品に込められた制作者の意図や世界観、彼らが生きた時代や文化の背景を理解することが一番なのは確かだが、そこに行き着くまでには相当の時間と努力が必要になる。美術作品を味わうにはどうすればいいのだろうか。そして美術の行方は今後どうなるのだろうか。心理学や脳科学の知識をもとに、本書の最後に、この問題を取り上げたい。

アートにおける視覚特徴の操作には、特定の特徴をピックアップし、強調・純粋化させるピークシフトであることもあれば、対称性などの視覚の原理に基づくこともある。あるいは逆に、曖昧にさせたり逸脱させることもある。このようなアートの法則は脳の働きを基礎としたものだ。

マティスやアンドレ・ドランといったフォービズム（野獣派）の画家は、色や構図を自然から解放した。自然から解放したという意味は、色や構図が、必ずしも自然のありのままの物理的次元に従う必要はないことを絵画に導入したという意味だ。たとえば、一見不相応で違和感を生み出しうる色の表現は、脳の曖昧さの解決を誘導する。ゼキらによって行われたfMRIの研究では、観察者にさまざまな写真画像を見せたのだが、その半分は色相を操作して現実にはありえない色で表現されたものだった。たとえば、イチゴはふつう赤いが、それを青紫色に操作して見せたのだ。すると、自然から逸脱した色の表現は前頭葉にある背外側前頭皮質（DLPFC）の活動を大きく変化させることとなる。変なもの、違和感のあるものを脳が見いだし、どうして変なのか、解決しようとするのだ。

また、ダリやマグリットらによるシュルレアリスムの画家たちは、私たちの記憶にあるある対象とは異なる物の形を誇張して同様の効果を生み出した。マグリットの絵画『共同発明』は、上半身が魚で下半身が女性という、逆人魚を描いている。二つの全く異なるものを組み合わせるというのはシュルレアリスムに限らずデュシャンやマン・レイらによるダダイズムでもたびたび行われてきたし、現代アートの表現にも多用されている。

ミシェロンらによるｆＭＲＩを用いた脳研究では、二つの全く異なる物の組み合わせ（たとえば、鍵の細い部分が蛇になっている、バスの先頭部分が鹿の頭になっている、など）の画像を観察するときに、そうでない普通の物体の画像を観察するときと比較して脳のどのような活動が見られるのかを調べた。普通でない物体を観察するとき、視覚野の物体の認識に関わる部分が強く活動を変化させるのに加えて、背外側前頭皮質（ＤＬＰＦＣ）の活動も大きく変化することが分かった。これは、二つの物体を組み合わせてできる不一致感や奇異性というものが、対象を捉える働きを脳によりいっそう強いると同時に、曖昧さを解決するように働いている証拠となっている。

さらに、イギリスの現代美術家パトリック・ヒューズ（一九三九〜）は逆遠近法を使って、私たちの視覚をだます、錯覚を引き起こす立体作品を発表している（http://www.patrickhughes.co.uk/）。彼の立体作品は見る位置が変わると絵も動いて見えたり、遠近感のはっきりした平面の絵画と思いきや近づいてみると立体関係が逆、つまり絵画上の遠近と作品の立体的な凸凹の関係が逆になっていて、見る側を驚かせる。これもまた、見る側の問題解決を促す作品だ。

†印象の構造

ここで一七世紀の絵画の話に少しだけ触れたい。先の章で取り上げたラ・トゥールの絵『大工の聖ヨセフ』(図34)を見てみよう。闇に覆われた暗い部屋のなかに、ろうそくの炎一つで辺りの人物や物を灯している様子は聖書に題材を求めたもので、人々を照らす光と闇のコントラストが、静寂や神秘さ、さらには深い宗教観さえを感じさせる。同じろうそくの炎の光に照らされているのに、少女と老人とでは反射する光(ハイライト)の強さが異なる。天使である少女は老人よりも白く照らされているのだ。

光と闇によるコントラストは、光が表面に反射して見えるハイライトと、逆に光が当たらずに暗く見える陰影という二つの視覚特徴を強調している。その表現方法は、ラ・トゥールが影響を受けたと考えられているカラヴァッジョや、同時代のレンブラントも多く用いている。光が当たった場所は強調され、陰影やハイライトは光源の位置を示すのと同時に、奥行きの微少な程度を表してくれる。それが、画面にリアルさを与えるのだ。

視覚以外の感覚でも同様に、それぞれの感覚において脳の処理を反映した特徴がある。

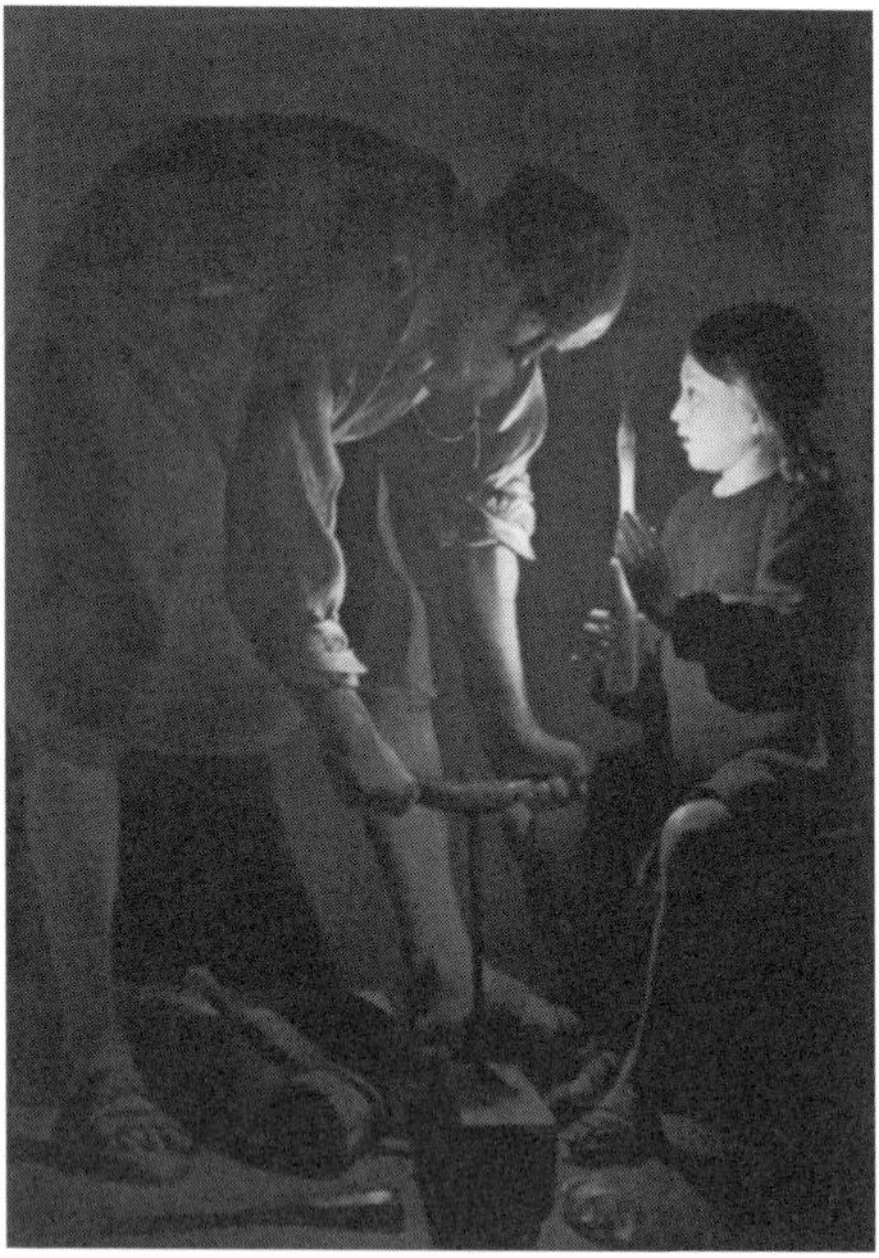

図34　ジョルジュ・ド・ラ・トゥール『大工の聖ヨセフ』（1642年頃、ルーヴル美術館）

そしてそれらの特徴が、印象や感情を生み出すもととなる。印象はどのようにとらえられるのであろうか。心理学では、さまざまな形容詞対を用いて、画像や言葉の印象を捉える方法がある。特に代表的なものは、ＳＤ法というものだ。商品のイメージ調査にもよく用いられる。ある形容詞は反対の意味の形容詞とペアになって、さまざまな素材や概念についての印象の度合いを調べるものさしとなる。

ＳＤ法では、数十人～数百人を対象にして、作品や商品ごとに、形容詞ペアによって印象の度合いがどの程度に当てはまるかを答えてもらう。たとえば、「軽い―重い」や「澄んだ―濁った」といった一〇～二〇程度の形容詞ペアについて調べる。そして、得られたデータを統計的な手法（因子分析という方法を用いる）で解析していくと、それぞれの形容詞対は「評価性」「活動性」「力量性」という名前でよばれる大きく三つのグループ（因子という）に分けて概要や構造をとらえることが可能となる。

それらのうち、一般的な印象に関連する評価性には「快い―不快な」、「好きな―嫌いな」、「美しい―醜い」などの形容詞対が一つのグループとなってまとまるし、聴覚や運動感覚と関連性が高い活動性には「鋭い―鈍い」や「速い―遅い」などが、身体性や触覚などの関連性が高い力量性には「重い―軽い」や「硬い―柔らかい」などが含まれることが多い。そのようにして印象をまとまった感性の構造として見なすことで、それぞれの商品や作品を個別に評価することが可能になる。

線画を参加者に見せて、SD法によって画像の印象を評価しているときの脳の働きをfMRIで調べてみると、評価性・活動性・力量性それぞれの形容詞対のまとまりごとに、賦活が強くなる脳の場所が異なっていることが分かる。私たちの研究では、特に活動性と聴覚や運動感覚との、力量性と触覚の結びつきが強いことが脳の働きとして示された。

このような印象と脳の働きの関係や、印象と表現の関係、さらには個々の美術作品が引き起こす脳の活動を調べていけば、作品において引き起こしたい感覚や印象を具体的に表現する術になると考えられる。

†現代アートの行方、美の行方

現代アートでは、やたらと大きな作品に遭遇することがある。大きさはSD法でいうと力量性に含まれ、身体性や触覚と関連している。ジェフ・クーンズによる一二メートルにもなる花々の植え込みでできた子犬の像『パピー』、ロン・ミュエクによる五メートルの高さがある半ズボンを履いた少年の像『ボーイ』、クレス・オルデンバーグによる巨大な『つるはし』など、大きさが強調されている作品が最近よく知られている。それらの大きな作品を見て笑いがこみ上げるようなことはあっても威圧感で不快に感じることは少ない。それらの作品に共通しているのは、モチーフそれ自体は、そもそもは小さいものだ。

その一方できわめて小さな芸術作品、マイクロアートというものもある。第一人者として知られているのは、ウィラード・ウィガンによるほんの一センチ程度のミシン針の穴の中の人やものの彫刻だ。小ささもさることながら、針穴には「自由の女神」や「白雪姫と七人の小人」など数ミリの空間にストーリーが再現されている。もちろん、小さく作られたものも本来の姿は大きいものだ。このように芸術作品には（特に彫刻作品で）、本来のモチーフとは異なるサイズで作品が再現されることがある。

私たちの知覚にとって、対象のサイズというのはどのような意味を持つのだろうか。最近のｆＭＲＩ研究では、コップやクリップのような物理的に小さな物体と、自動車や机などの大きな物体とを、網膜に入力される大きさを同じにして観察者に見せ、その時の脳の活動を調べたものがある。小さな物体と大きな物体とでは、視覚野の中でも賦活する脳の場所が異なり、想像してイメージ化するときでも実物の大きさに応じて活動の違いが現れる。つまり、そもそも大きな物は脳の中でも大きな物として、小さな物は脳の中で小さな物として認識するべき仕組みが存在するわけだが、巨大なオブジェのアート作品は、そもそもは小さなものであるわけで、そこに矛盾が生じることになる。そうすれば、おそらくだが、背側前頭前野が活動を高めて、矛盾を解決するように働こうとするわけだ。

芸術作品をさまざまな形容詞対レベルで捉え直してみるのは、芸術を見直す一つの方法として面白いのではないだろうか。作品の特徴がどのような形容詞対で言い表すことができるかを整理してみるとよい。表現者にとっては、形容詞対の二つの極がどのように純粋化できるかを探ること、そして本来、描く対象の本来の特徴とは反対の極の方向に特徴を強調していくことは、新しい表現手法の提示の手助けになる。一方、明瞭な表現を避け、中間的な表現を用いることは、快を高める。それに曖昧さを導入して、見る人に、その解決を委ねることもできる。感覚の特徴、それに伴う印象や感情の基盤は脳の働きとして解き明かすことができるはずであり、その知見は芸術作品へと活かすことができるだろう。

そもそも、アートとは何か、美とは何かという問題は本当に難しい問題だ。それは、私たちの想像を駆り立て、試行錯誤しながらも、問題解決する力を与えてくれる。アートや美にはある程度の法則はあっても、それを裏切ることが、さらなる美を生むこともある。

これからのアートはどこに進むのだろうか。脳科学はアートの現れを説明し続けるが、アートもまた脳の働きについて新たなことを示してくれるだろう。そのようなアートと脳の関係をこれからも明かしていくことがアートの脳科学の使命だ。

おわりに

私がここしばらく惹かれてやまないのは、鴨居玲（一九二八―八五）という画家だ。鴨居の絵には、暗く重い色調で醜怪な酔いどれや老婆が描かれている。何を描くかを自己に向かって問い続けた画家であり、彼の作品には、描かれた人物（おそらく彼自身）の内面が露呈している。

鴨居に惹かれるようになったのは、平成二三年三月一一日に起きた東日本大震災の直後だった。彼の絵を見ていると、身の回りのいろいろなことについてより深く考えを巡らすことができる気がしたし、自分を問い直す力を与えられている気がした。鴨居は「油絵というものは、文学だってそうだけど、あるショックを与えねば意味がないと思う。そこで人間とは何かというようなね……。日常、生活をしている時には考えない、私の人生とは何だろうか、というようなショックです」と述べるが、おそらく優れたアートとは、そのような強いショックや影響力をもっていると私は感じている。

本書では、美術作品を見ているときに脳内で何が起きているのか、美が脳内でどのように捉えられているのか、そしてアートが脳の働きや仕組みとどのような関係にあるのかを解説してきた。と言っても、これまでの世界中の研究成果を網羅的に解説したものではない。むしろ、アートを通して、脳や心に対する読者の関心を高めるのと同時に、脳や心を通してアートの魅力を伝えることができれば、という思いで本書を書いた。

本書で志してきたアートの脳科学は、アートや美に対する高みの見物でも、その技術の解説でもない。アートや美が自分とは別の世界の他人事ではなく、私たちの心のありようや生活と決して切り離すことのできない我が事として、脳や心の科学をとおして捉えなおしたいという動機が、本書を書くうえでの私の原動力だった。そして本書を書き終えて、脳について知るほどにアートを理解することができ、アートについて知るほどに脳を理解することができるという期待と、アートにも脳にもこの時代を乗り越える力があるという確信を、私は改めて感じている。

本書の内容は、慶應義塾大学日吉キャンパスで大学一年生向けに開講している「心理学I」の講義をもとにしている。入学したての学生に伝わるように悪戦苦闘している。彼らにも、アートを通して見えてくる脳や心の働きの面白さを伝えられていれば幸いである。

本書を書くにあたって、筑摩書房の編集者、永田士郎さんには心から感謝する。四年ほど前に、私が前職である鹿児島大学での職にあるときに依頼を受けていながら、日々の仕事に追われ、長期にわたって放置したままになっていた。それが震災以降、自分や身の回りのこと、仕事のことを考え直し、自分なりに仕事を整理するうえで、本書の執筆はいい機会でもあった。

また、本書でしばしば引用したロンドン大学のセミール・ゼキ教授に深く感謝する。本文中で述べたように彼は私の師の一人であるが、彼との仕事がアートの脳科学を拓く一つの重要な仕事になったこともそうだが、ことあるごとに私に気をかけてくれている。彼との出会いがなければアートの脳科学を志すことはなかっただろうし、本書でも彼ならどう考えるかを思い浮かべながら書いたところも多い。

さらに、東北大学の行場次朗教授にも深く感謝する。師の一人であり、私にとって最もつきあいの長い共同研究者でもある。彼との議論も本書の内容に大きく影響している。

最後に、関口達彦さんをはじめとして、これまでの研究をともにしてきた多くの共同研究者の方々、日々の研究教育をともにしている同僚の方々、ゼミの学生、そして、私を常に支えてくれている家族に深く感謝を申し上げる。

二〇一二年八月

川畑秀明

主要参考文献

【第 一 章】

美術手帖（1978）八月号「特集：新しき絵画への胎動，抽象表現主義の形成期」美術出版社

Bayliss, A. P., Paul, M. A., Cannon, P. R., & Tipper, S. P.（2006）Gaze cuing and affective judgments of objects: I like what you look at. *Psychonomic Bulltin & Review*, 13, 1061-1066.

Belke, B., Leder, H., Harsanyi, G., & Carbon, C. C.（2010）When a Picasso is a "Picasso": The entry point in the identification of visual art. *Acta Psychologica*, 133, 191-202.

Bornstein, R. F.（1989）Exposure and affect: overview and meta-analysis of research, 1968-1987. *Psychological Bulletin*, 106, 265-289.

Fechner, G. T.（1876）*Vorschule der aesthetik*. Breitkoff & Hartel.

Friesen, C. K., & Kingstone, A.（1998）The eyes have it!: Reflexive orienting is triggered by nonpredictive gaze. *Psychonomic Bulletin and Review*, 5, 490-495.

ギブソン，J. J.,（古崎敬ほか訳）（1985）『生態学的視覚論 ── ヒトの知覚世界を探る』サイエンス社

Grossmann, T., & Johnson, M. H.（2010）Selective prefrontal cortex responses to joint attention in early infancy. *Biology Letters*, 6, 540-543.

長谷川眞理子（2002）『生き物をめぐる４つの「なぜ」』集英社

ヘーゲル，G. W. F.,（長谷川宏訳）（1995/1996）『美学講義』（上・中・下） 作品社

Heywood, C. A., & Cowey, A.（1999）Cerebral achromatopsia. In G. W. Humphreys (Ed.), Case Studies in the Neuropsychology of Vision. Psychology Press.

Kawabata, H., & Zeki, S.（2004）Neural correlates of beauty, *Journal of Neurophysiology*, 91: 1699-1705.

川村記念美術館（2009）『MARK ROTHKO マーク・ロスコ』淡交社

マティス，H.（二見史郎訳）（1978）『画家のノート』 みすず書房

マルチネス＝コンデ，S., & マクニック，S. L.（2007）「眼球運動の不思議 ── 目の動きから心が見える」日経サイエンス 11 月号，20-29.

三浦佳世（2007）『知覚と感性の心理学』岩波書店

マーク・ロスコ著／クリストファー・ロスコ編（中村和雄訳）（2009）『ロスコ 芸術家のリアリティ ── 美術論集』みすず書房

佐々木健一（1995）『美学辞典』東京大学出版会

高村薫（2009）『太陽を曳く馬』（上・下）新潮社

Toroncoso, X. G., Macknik, S. L., & Martinez-Conde, S.（2008）Microsacades content perceptual filling-in. *Journal of Vision*, 8 (14): 15, 1-9.

Troxler, I. P. V.（1804）Über das Verschwinden gegebener Gegenstände innerhalb unseres Gesichtskreises. K. Himly & J. A. Schmidt (Eds.), Ophthalmische Bibliothek (pp. 1-119). F. Fromann.

Tinbergen, N.（1963）On aims and methods in ethology, *Zeitschrift für Tierpsychologie*, 20, 410-433.

Yarbus, A. L.（1967）Eye Movements and Vision (B. Haigh, Trans.). Plenum.

Zeki, S. M.（1974）Functional organization of a visual area in the posterior hank of the

superior temporal sulcus in the rhesus monkey. *Journal of Physiology*, 236, 549-573.
ゼキ，セミール（1999）（河内十郎監訳）（2002）『脳は美をいかに感じるか――ピカソやモネが見た世界』日本経済新聞社
Zeki, S & Lamb, M. (1994) The neurology of kinetic Art. *Brain*, 117, 607-36.

【第二章】

Arkes, H. R., & Blumer, C. (1985) The psychology of sunk cost. *Organizational Behavior and Human Decision Processes*, 35, 124-140.
Arkes, H. R., & Ayton, P. (1999) The sunk cost and Concorde effects: Are humans less rational than lower animals? *Psychological Bulletin*, 125, 591-600.
Barkow, J., Cosmides, L., & Tooby, J. (Eds.) (1992) The Adapted Mind. Oxford Univ Press.
Biederman, I., & Vessel, E. A. (2006) Perceptual pleasure and the brain: a novel theory explains why the brain craves information and seeks it through the senses. *American Scientist*, 94, 249-255.
Blood, A. J., & Zatorre, R. J. (2001) Intensely pleasurable responses to music correlate with activity in brain regions implicated in reward and emotion. *Proceedings of the National Academy of Sciences of the United States of America*, 98, 11818-11823.
Brehm, J. W. (1956) Post-decision changes in the desirability of choice alternatives. *Journal of Abnormal Psychology*, 52, 384-389.
Calder, A., Lawrence, A. D., & Young, A. W. (2001) Neuropsychology of fear and loathing. *Nature Review Neuroscience*, 2, 352-363.
Cela-Conde C. J., Ayala F. J., Munar E., Maestu F., Nadal M., Capó M. A., del Río D., Lopez-Ibor J. J., Ortiz T., Mirasso C., & Marty G. (2009) Sex-related similarities and differences in the neural correlates of beauty. *Proceedings of the National Academy of Sciences of the United States of America*, 106, 3847-3852.
Chamorro-Premuzic, T., Reimers, S., Hsu, A., & Ahmetoglu, G. (2009) Who art thou? Personality predictors of artistic preferences in a large UK sample: The importance of openness. *British Journal of Psychology*, 100, 501-516.
Delgado, M. R., Locke, H. M., Stenger, V. A., & Fiez, J. A. (2000) Dorsal striatum responses to reward and punishment: effects of valence and magnitude manipulations. *Cognitive, Affective, & Behavioral Neuroscience*, 3, 27-38.
Delgado, M. R., Schotter, A., Ozbay, E. Y., & Phelps, E. A. (2008) Understanding overbidding: using the neural circuitry of reward to design economic auctions. *Science*, 321, 1849-1852.
Drevets, W. C., Videen, T. O., Price, J. L., Preskorn, S. H., Carmichael, T., & Raichle, M. E. (1992) A functional anatomical study of unipolar depression. *Journal of Neuroscience* 12, 3628-3641.
Cela-Conde, C. J., Marty, G., Maestú, F., Ortiz, T., Munar, E., Fernández, A., Roca, M., Rosselló, J., & Quesney, F. (2004) Activation of the prefrontal cortex in the human visual aesthetic perception, *Proceedings of the National Academy of Sciences of the United States of America*, 101, 6321-6325.
ダマシオ，アントニオ．R．（田中三彦訳）（2000）『生存する脳――心と脳と身体の神秘』講談社

de Tommaso, M., Sardaro, M., & Livrea, P. (2008) Aesthetic value of paintings affects pain thresholds. *Consciousness and Cognition*, 17, 1152-1162.

Furnham, A., & Walker, J. (2001) The influence of personality traits, previous experience of art, and demographic variables on artistic preference. *Personality and Individual Differences*, 31, 997-1017.

フロイト，ジークムント（中山元訳）(2007)『幻想の未来／文化への不満』光文社古典新訳文庫

ガザニガ，マイケル．S.（柴田裕之訳）(2010)『人間らしさとはなにか？――人間のユニークさを明かす科学の最前線』インターシフト

ゴンブリッチ，E. H.（田中正之ほか訳）(2007)『美術の物語』ファイドン

Grabenhorst, F., & Roll, E. T. (2009) Different representations of relative and absolute subjective value in the human brain. *Neuroimage*, 48, 258-268.

Izuma, K. Matsumoto, M., Murayama, K., Samejima, K., Sadato, N., & Matsumoto, K. (2010) Neural correlates of cognitive dissonance and choice-induced preference change. *Proceedings of the National Academy of Sciences of the United States of America*, 107, 22014-22019.

Jacobsen, T., Schubotz, R. I., Höfel, L., & von Cramon, D. Y. (2006) Brain correlates of aesthetic judgment of beauty. *NeuroImage*, 29, 276-285.

カント，I.（篠田英雄訳）(1964)『判断力批判』（上・下）岩波文庫

Kawabata, H., & Zeki, S. (2004) Neural correlates of beauty, *Journal of Neurophysiology*, 91: 1699-1705.

Kawabata, H., & Zeki, S. (2008) The neural correlates of desire. *PLoS ONE* 3 (8): e3027.

Kim, H., Adolphs, R., O'Doherty, J. P., & Shimojo, S. (2007) Temporal isolation of neural processes underlying face preference decisions. *Proceedings of the National Academy of Sciences of the United States of America*, 104, 18253-18258.

圀府寺司 (2010)「新しいファン・ゴッホ書簡全集――「伝記的」名声を支える情報源の決定版」国立新美術館ニュース，No. 16, 10 月号，4-5.

Krawczyk, D. C. (2002) Contributions of the prefrontal cortex to the neural basis of human decision making, *Neuroscience & Biobehavioral Review*, 26, 631-664.

Kunst-Wilson, W. R., & Zajonc, R. B. (1980) Affective discrimination of stimuli that cannot be recognized. *Science*, 207 557-558.

ミロ，J., & ライヤール，G.（朝吹由紀子訳）(1978)『ミロとの対話』美術公論社

Nadal, M., Munar, E., Capó, M. A., Rosselló, J., & Cela-Conde, C. J. (2008) Towards a framework for the study of the neural correlates of aesthetic preference. *Spatial Vision*, 21, 379-396.

O'Doherty, J., Krinbelbach, M. L., Rolls, E. T., Hornak, J., & Andrews, C. (2001) Abstract reward and punishment representations in the human orbitofrontal cortex. *Nature Neuroscience*, 4, 95-102.

Paulus, M. P., & Frank, L. R. (2003) Ventromedial prefrontal cortex activation is critical for preference judgments. *Neuroreport*, 14, 1311-1315.

Rolls, E. T., & McCabe, C. (2007) Enhanced affective brain representations of chocolate in cravers vs. non-cravers. *European Journal of Neuroscience*, 26, 1067-1076.

Rozin, P., Levine, E., & Stoes, C. (1991) Chocolate craving and liking. *Appetite*, 17, 199-212.

Salimpoor, V. N., Benovoy, M., Larcher, K., Dagher, A., & Zatorre, R. J. (2011) Anatomically distinct dopamine release during anticipation and experience of peak emotion to music. *Nature Neuroscience*, 14, 257-264.
Sharot, T., Velasquez, C. M., & Dolan, R. J. (2010) Do decisions shape preference? Evidence from blind choice. *Psychological Science*, 9, 1231-1235.
Sharot, T., De Martino, B., & Dolan, R. J. (2009) How choice reveals and shapes expected hedonic outcome. *Journal of Neuroscience*, 29, 3760-3765.
下條信輔（2008）『サブリミナル・インパクト』筑摩書房（ちくま新書）
Shimojo, S., Simion, C., Shimojo, E., & Scheier, C. (2003) Gaze bias both reflects and influences preference. *Nature Neuroscience*, 6, 1317-1322.
Small, D. M., Zatorre, R. J., Dagher, A., Evans, A. C., & Jones-Gotman, M. (2001) Changes in brain activity related to eating chocolate: From pleasure to aversion. *Brain*, 124, 1720-1733.
Sylvester, D. (Ed.) (1992-1994) René Magritte: Catalogue Raisonné (I-V). The Menil Foundation and Philip Wilson Publishers Ltd..
Vartanian, O., & Goel, V. (2004) Neuroanatomical correlates of aesthetic preference for paintings, *Neuroreport* 15, 893-897.
Woo, M. (2007) Knowing what you like. *Engineering & Science*, 3, 25-32.
Zajonc, R. B. (1968) Attitudinal effects of mere exposure. *Journal of Personality and Social Psychology*, 9, 1 -27.
ゼキ，セミール．（2002）前掲

【第三章】

Bachner-Melman, R., Dina, C., Zohar, A. H., Constantini, N., Lerer, E., et al. (2005) AVPR1a and SLC6A4 gene polymorphisms are associated with creative dance performance. *PLoS Genetics*, 1 (3): e42.
Clottes, J. (2003) Chauvet Cave: the art of earliest times. University of Utah Press.
Dissanayake, E. (1998) What Is Art For? University of Washington Press.
Dissanayake, E. (2000) Art and Intimacy: How the arts began. University of Washington Press.
Dutton, D. (2009) The Art Instinct: Beauty, Pleasure, & Human Evolution. Bloomsbury Press.
Freeman, W. T. (1996) The generic viewpoint assumption in a Bayesian framework. D. Knill and W. Richards (Eds.) *Perception as Bayesian Inference*. Cambridge University Press. (pp. 365-390)
ガザニガ，マイケル．S.（柴田裕之訳）（2010）『人間らしさとはなにか？——人間のユニークさを明かす科学の最前線』インターシフト
ギル，フランク．B.（山岸哲監修・山階鳥類研究所訳）（2009）『鳥類学』新樹社
ゴンブリッチ，E. H.（瀬戸慶久訳）（1979）『芸術と幻影』岩崎美術社
ハンセル，M.（長野敬・赤松眞紀訳）（2009）『建築する動物たち——ビーバーの水上邸宅からシロアリの超高層ビルまで』青土社
長谷川眞理子（2005）『クジャクの雄はなぜ美しい？』（増補改訂版）紀伊國屋書店
長谷川寿一・長谷川眞理子（2000）『進化と人間行動』東京大学出版会
Henshilwood, C. S., d'Errico, F., Vanhaeren, M., van Niekerk, K., & Jacobs, Z. (2004)

Middle Stone Age shell beads from South Africa. *Science*, 384, 404.
Henshilwood, C. S., d'Errico, F., Yates, R., Jacobs, Z., Tribolo, C., Duller, G. A. T., Mercier, N., Sealy, J. C., Valladas, H., Watts, I., & Wintle, A. G. (2002) Emergence of modern human behaviour: Middle Stone Age engravings from South Africa. *Science*, 295, 1278-1280.
Hovers, E., Ilani, S., Bar-Yosef, O., & Vandermeersch, B. (2003) An early use of colour symbolism: ochre use by modern humans in Qafzeh Cave. *Current Anthropology*, 44, 491-522.
Ikkatai, Y., & Watanabe, S. (2011) Discriminative and reinforcing properties of paintings in Java sparrows (padda oryzivora). *Animal Cognition*, 14, 227-234.
Iriki, A., Tanaka, M., & Iwamura, Y. (1996) Coding of modified body schema during tool use by macaque postcentral neurones. *Neuroreport*, 7, 2325-2330.
クライン，R. G., & エドガー，B.（鈴木淑美訳）(2004)『5万年前に人類に何が起きたか？──意識のビッグバン』新書館
リュケ，G. H.（須賀哲夫監訳）(1979)『子どもの絵──児童画研究の源流』金子書房
松木武彦（2009)『進化考古学の大冒険』新潮社（新潮選書）
ミラー，G. F.（長谷川眞理子訳）(2002)『恋人選びの心』Ⅰ，Ⅱ　岩波書店
港千尋（2001)『洞窟へ──心とイメージのアルケオロジー』せりか書房
ミズン，S.（松浦俊輔・牧野美佐緒訳）(1998)『心の先史時代』青土社
Niewoehner, W. A. (2001) Behavioral inferences from the Skhul/Qafzeh early modern human hand remains. *Proceedings of the National Academy of Sciences of the United States of America*, 98, 2979-2984.
小川勝（1996)「洞窟壁画における『統合』」，若山映子・圀府寺司（編）(1996)『美術史のスペクトルム──作品 言説 制度』光琳社出版（第4章1節 pp. 156-167）
Pike, A. W. G. et al. (2012) U-Series Dating of Paleolithic Art in 11 Caves in Spain. *Science*, 336, 1409-1413.
ピンカー，S.（椋田直子・山下篤子訳）(2003)『心の仕組み──人間関係にどう関わるか』日本放送出版協会
Ramachandran, V., & Hirstein, W. (1999) The Science of Art: A Neurological Theory of Aesthetic Experience. *Journal of Consciousness Studies*, 6, 6-7, 15-51.
レンフルー，C.（溝口孝司監訳・小林朋則訳）(2008)『先史時代と心の進化』ランダムハウス講談社
齋藤亜矢（2008)「絵筆をもったチンパンジー──描くことの起源を探る」，小泉英明編著『脳科学と芸術──恋う・癒す・究める』工作舎（pp. 34〜52）
Tooby, J., & Cosmides, L. (2001) Does beauty build adapted minds? *Substance*, 94/95, 6-27.
ティンバーゲン，N.（安部直哉・斉藤隆史訳）(1975)『セグロカモメの世界』思索社
Ukkola, L. T., Onkamo, P., Raijas, P., Karma, K., & Järvelä, I. (2009) Musical aptitude is associated with AVPR1A-Haplotypes. *PLoS ONE*, 4 (5), e5534.
Vargha-Khadem, F., Watkins. K., Alcock. K., Fletcher. P., & Passingham. R. (1995) Praxic and nonverbal cognitive deficits in a large family with a genetically transmitted speech and language disorder. *Proceedings of the National Academy of Sciences of the United States of America*, 92, 930-933.
渡辺茂（2010)『鳥脳力──小さな頭に秘められた驚異の能力』化学同人

Watanabe, S. (2010) Pigeons can discriminate "good" and "bad" paintings by children. *Animal Cognition*, 13, 75-85.

Watanabe, S., Wakita, M., & Sakamoto, J. (1995) Pigeons' discrimination of paintings by Monet and Picasso. *Journal of the Experimental Analysis of Behavior*, 63, 165-174.

Watanabe, S., & Nemoto, M. (1998) Reinforcing property of music in Java sparrows (*Padda oryzivora*). *Behavioral Processes*, 43, 211-218.

Watanabe, S., & Sato, K. (1999) Discriminative stimulus properties of music in Java sparrows. *Behavioral Processes*, 47, 53-58.

【第四章】

Bauer, R.M. (1982) Visual hypoemotionality as a symptom of visual-limbic disconnection in man. *Archives of Neurology*, 702-708.

ブラッサイ（飯島耕一・大岡信訳）(1968)『語るピカソ』みすず書房

Cardinal, R. (2009) Outsider art and the autistic creator, *Philosophical Transactions of the Royal Society B: Biological Sciences*, 364, 1343-480.

コックス, M.V.（子安増生訳）(1999)『子どもの絵と心の発達』有斐閣

Dutton, D. (2009) The Art Instinct: Beauty, Pleasure, & Human evolution. Bloomsbury Press.

Espinel, C., H. (1996) de Kooning's late colours and forms: dementia, creativity, and the healing power of art. *Lancet*, 347, 1096-98.

Habib, M. (1986) Visual hypoemotionality and prosopagnosia associated with right temporal lobe isolation. *Neuropsychologia*, 24, 577-582.

Hou, C., Miller, B.L., Cummings, J.L., Goldberg, M., Mychack, P., Bottino, V., & Benson, D.F. (2000) Artistic savant. *Neuropsychiatry, Neuropsychology, and Behavioral Neurology*, 13, 29-38.

ハンフリー, N.（垂水雄二訳）(2004)『喪失と獲得——進化心理学から見た心と体』紀伊國屋書店

Lipson, S.E., Sacks, O., & Devinsky, O. (2003) Selective emotional detachmentfrom family after right temporal lobectomy. *Epilepsy & Behavior*, 4, 340-342.

Lythgoe, M.F.X., Pollak, T.A., Kalmus, M., de Haan, M., & Khean Chong, W. (2005) Obsessive, prolific artistic output following subarachnoid hemorrhage. *Neurology*, 64, 397-398.

マクラガン, D.（松田和也訳）(2011)『アウトサイダー・アート——芸術のはじまる場所』青土社

マティス, H. (1978) 前掲

Pring, L., Ryder, N., Crane, L., & Hermelin, B. (2011) Creativity in savant artists with autism. *Autisim*, 15, 1-16.

ラマチャンドラン, V.S.（山下篤子訳）(2005)『脳の中の幽霊, ふたたび——見えてきた心のしくみ』角川書店

サックス, O.（吉田利子訳）(1997)『火星の人類学者——脳神経科医と7人の奇妙な患者』早川書房

Selfe, L. (2011) Nadia Revisited: A longitudinal study of an autistic savant. Psychology Press.

Sellal, F., Andriantseheno, M., Vercueil, L., Hirsch, E., Kahane, P., & Pellat, J. (2003)

Dramatic changes in artistic preference after left temporal lobectomy. *Epilepsy & Behavior*, 4, 449-450.
鈴木七沖・高関進編（2000）『山下清のすべて――放浪画家からの贈りもの』サンマーク出版
Tredgold, A.（1914）Mental Deficiency. William Wood.
Treffert, D. A.（2010）Islands of Genius: the bountiful mind of the autistic, acquired, and sudden savant. Jessica Kingsley Publishers.
Wiltshire, S.（1991）Floating cities. Michael Joseph.
ザイデル，D. W.（河内十郎監訳・河内薫訳）（2010）『芸術的才能と脳の不思議――神経心理学からの考察』医学書院
ゼキ，S.（2002）前掲

【第五章】

青柳いづみこ（2007）『ピアニストは指先で考える』中央公論新社
Bechtereva N. P., Korotkov A. D., Pakhomov S. V., Roudas M. S., Starchenko M. G., & Medvedev S. V.（2004）: PET study of brain maintenance of verbal creative activity. *Int J Psychophysiol* 53: 11-20.
Bengtsson, S. L., Nagy, Z., Skare, S., Forsman, L., Forssberg, H., & Ullén, F.（2005）Extensive piano practicing has regionally specific effects on white matter development, *Nature Neuroscience*, 8, 1148-1150.
Bezzola, L., Mérillat, S., Gaser, C., & Jäncke, L.（2011）Training-induced neural plasticity in golf novices. *The Journal of Neuroscience*, August 31, 31: 12444-12448
Bhattacharya J., & Petsche H.（2005）Drawing on mind's canvas: Differencesin cortical integration patterns between artists and non-artists. *Human Brain Mapping* 26: 1-14.
Bilalic, M., Kiesel, A., Pohl, C., Erb, M., and Grodd, W.（2011）It takes two-skilled recognition of objects engages lateral areas in both hemispheres. *PLoS ONE 6, e16202.*
Brehm, J.（1966）Explorations in Cognitive Reactance. Academic Press, New York
Chin, J. M., & Schooler, J. W.（2008）Why do words hurt? Content, process, and criterion shift accounts of verbal overshadowing. *European Journal of Cognitive Psychology*, 20, 396-413.
Draganski, B., *et al.* Neuroplasticity: changes in grey matter induced by training. *Nature* 427, 311-312（2004）.
Goldstein, R., Almenberg, J., Dreber, A., Emerson, J. W., Herschkowitsch, A., & Katz, J.（2008）Do more expensive wines taste better? Evidence from a large sample of blind tastings. *American Association of Wine Economists: AAWE* Working paper, No. 16.
Fabro, F., & Daro, V.（1995）Delayed auditory feedback in polyglot simultaneous intereters. *Brain and Language*, 48, 309-319.
Finkelstein Y., Vardi J., & Hod I.（1991）Impulsive artistic creativity as a presentation of transient cognitive alterations. *Behav Med* 17: 91-94.
Han, Y., Yang, H., Lv, Y. T., Zhu, C. Z., He, Y., Tang, H. H., Gong, Q. Y., Luo, Y. J., Zang, Y. F., & Dong, Q.（2009）Gray matter density and white matter integrity in

pianists' brain: A combined structural and diffusion tensor MRI study, *Neuroscience Letters* 459, 3–6.

Harvey A. H., Kirk U., Denfield G. H., & Montague P. R. (2010) Monetary favors and their influence on neural responses and revealed preference. *J Neurosci* 30, 9597–9602.

Hekkert, P., & van Wieringen, P. C. W. (1996) The impact of level of expertise on the evaluation of original and altered versions of post-impressionistic paintings. *Acta Psychologia*, 94, 117–131.

Hekkert, P., & van Wieringen, P. C. W. (1996) Beauty in the eye of expert and nonexpert beholders: A study in the appraisal of art. *American Journal of Psychology*, 109, 389–407.

東山明・東山直美（1999）『子どもの絵は何を語るか――発達科学の視点から』日本放送出版協会

生田久美子（1987）『「わざ」から知る』東京大学出版会

生田久美子・北村勝朗（編著）（2011）『わざ言語――感覚の共有を通しての「学び」へ』慶應義塾大学出版会

Jung, R. E., Gasparovic, C., Chavez, R. S., Flores, R. A., Smith, S. M., Caprihan, A., et al. (2009) Biochemical support for the "Threshold" theory of creativity: a magnetic resonance spectroscopy study. *Journal of Neuroscience* 29 (16), 5319–5325.

河竹登志夫（2001）『歌舞伎』東京大学出版会

Kirk, U., Harvey, A., & P. Read Montague P. R. (2011) Domain expertise insulates against judgment bias by monetary favors through a modulation of ventromedial prefrontal cortex. *PNAS*, 108, 10332–10336.

Kirk, U., Skov, M., Christensen, M. S., & Nygaard, N. (2009) Brain correlates of aesthetic expertise: a parametric fMRI study, *Brain Cogn*. 69, 306–315.

パウル・クレー（1961）『クレーの日記』（南原実訳）新潮社

Kowatari, Y., Lee, S., Yamamura, H., Nagamori, Y., Levy, P., Yamane, S., & Yamamoto, M. (2009) Neural networks involved in artistic creativity. *Human Brain Mapping*, 30, 1678–1690.

Kundel, H. L., Nodine, C. F., Krupinski, E. A., & Mello-Thomas, C. (2008) Using gaze-tracking data and mixture distribution analysis to support a holistic model for the detection of cancers on mammograms. *Acad. Radiol. 15, 881–886.*

McClure SM, et al. (2004) Neural correlates of behavioral preference for culturally familiar drinks. *Neuron* 44: 379–387.

Melcher, J. M., & Schooler, J. W. (1996) The misremembrance of wines past: Verbal and perceptual expertise differentially mediate verbal overshadowing of taste memory. *Journal of Memory and Language*, 35, 231–245.

Mendez, M. F., (2004) Dementia as a window to the neurology of art. *Med Hypotheses* 63: 1–7.

Miall, J., & Tchalenko, R. C. (2001) A painter's eye movements: A study of eye and hand movement during portrait drawing. *Leonardo*, 34, 35–40.

Miller B. L., Boone, K., Cummings, J. L., Read, S. L., & Mishkin, F (2000) Functional correlates of musical and visual ability in frontotemporal dementia. *Br J Psychiatry* 176: 458–463.

ピート・モンドリアン（宮島久雄訳）（1991）『新しい造形（新造形主義）』中央公論美

術出版
南城守（2003）『デッサン学入門』ふくろう出版
Nouchi, R., Taki, Y., Takeuchi, H., Hashizume, H., Akitsuki, Y., et al. (2012) Brain Training Game Improves Executive Functions and Processing Speed in the Elderly: A Randomized Controlled Trial. PLoS ONE 7 (1), e29676.
Ochsner, K. N., Bunge, S. A., Gross, J. J., & Gabrieli, J. D. (2002) Rethinking feelings: An fMRI study of the cognitive regulation of emotion. *J Cogn Neurosci* 14: 1215–1229.
Ochsner, K. N., Knierim, K., Ludlow, D. H., Hanelin, J., Ramachandran, T., Glover, G., et al. (2004) Reflecting upon feelings: An fMRI study of neural systems supporting the attribution of emotion to self and other. *Journal of Cognitive Neuroscience*, 16, 1746–1772.
Owen, M. A., Hampshire, A., Grahn. J. A., Stenton, R., Dajani, S., Burns, A. S., Howard, R. J., & Ballard, C. G., (2010) Putting brain training to the test. *Nature*. 465, 775–778
Pihko, E., Virtanen, A., Saarinen, V-M., Pannasch, S. Hirvenkari, L., Tossavainen, T., Haapala, A., & Hari, R. 2011. Experiencing art: the influence of expertise and painting abstraction level. *Front Hum Neurosci*, 5, 94
Plassmann, H., O'Doherty, J., Shiv, B., & Rangel, A. (2008) Marketing actions can modulate neural representations of experienced pleasantness. *Proc Natl Acad Sci USA*, 105: 1050–1054.
マイケル・ポランニー（高橋勇夫訳）（2003）『暗黙知の次元』筑摩書房（ちくま学芸文庫）
Rizzolatti, G., & Craighero, L. (2004) The mirror-neuron system. *Annual Review of Neuroscience*, 27, 169–192.
ロラン，R.『ミケランジェロの生涯』（高田博厚訳）（1963）岩波文庫
サックス，O.（大田直子訳）（2010）『音楽嗜好症』早川書房
Schooler, J. W., & Engstler-Schooler, T. Y. (1990) Verbal overshadowing of visual memories: Some things are better left unsaid. *Cognitive Psychology*, 22, 36–71.
柴田庄一・遠山仁美（2004）『「暗黙知」の体得と「階層構造」の意義——「創発」の機制と熟達の諸条件をめぐって』言語文化論集（名古屋大学大学院国際言語文化研究科）26（1）, pp. 19–38
Zaidel, D. W., & Sperry, R. W. (1977) Some long-term motor effects of cerebral commissurotomy in man. *Neuropsychologia*, 11, 193–204.

【第六章】
アルンハイム，R.（波多野完治・関計夫訳）（1963/1964）『美術と視覚』上・下　美術出版社
アルンハイム，R.（関計夫訳）（1974）『視覚的思考——創造心理学の世界』美術出版社
Berlyne, D. E. (1970) Novelty, complexity, and hedonic value. *Perception & Psychophysics*, 8, 279–286.
Berlyne, D. E. (1971) Asethetics and psychobiology. Appleton-Century-Crofts.
Birkhoff, G. D. (1933) Aesthetic Measure. Harvard University Press.
Di Dio, C., Macaluso, E., & Rizzolatti, G. (2007) The golden beauty: brain response to classical and renaissance sculptures. *PLoS ONE*, 2, e1201.
Esquire（エスクァイア日本版）（2009）6月号（立川志の輔へのインタヴュー）
Eysenck, H. J. (1942) The experimental study of the 'Good Gestalt': a new approach.

Psychological Review, 49, 344-364.
ガスケ，J.（與謝野文子訳）（2009）『セザンヌ』岩波文庫
Golding, J.（1981）Cubism. Stangos, N.（ed.）Concepts of Modern Art. Thames and Hudson, London.
ゴールドシュタイン，K.（村上仁・黒丸正四郎訳）（1957）『生体の機能――心理学と生理学の間』みすず書房
Grahn, J. A., & Rowe, J. B.（2012）Finding and Feeling the Musical Beat: Striatal Dissociations between Detection and Prediction of Regularity. *Cerebral Cortex* [Epub ahead of print]
Hagerhall, C. M., Laike, T., Taylor, R. P., Küller, M., Küller, R., & Martin, T. P.（2008）Investigations of human EEG response to viewing fractal patterns. *Perception*, 37: 1488-1494.
ホール，E.（日高敏隆・佐藤信行訳）（1970）『かくれた次元』みすず書房
ハンフリー，N. K.（柴田裕之訳）（2006）『赤を見る――感覚の進化と意識の存在理由』紀伊國屋書店
岩田誠（1997）『見る脳・描く脳――絵画のニューロサイエンス』東京大学出版会
Jacobsen, T., Schubotz, R. I., Hofel, L., & von Cramon, D. Y.（2006）Brain correlates of aesthetic judgment of beauty. *NeuroImage*, 29, 276-285.
桂米朝（1986）『落語と私』文春文庫
Kawachi, Y., Kawabata, H., Kitamura, M., Shibata, M., & Gyoba, J.（2012）Topographic distribution of brain activities corresponding to psychological structures underlying affective meanings: An fMRI study. *Japanese Psychological Research*, 53, 361-371.
Konkle, T., & Oliva, A.（2012）A real-world size organization of object responses in occipito-temporal cortex. *Neuron*, In press.
Kovacs, I., Feher, A., & Julesz, B.（1998）Medial-point description of shape: a representation for action coding and its psychophysical correlates. *Vision Research*, 38, 2323-2333.
Kuriki, I., Ashida, H., Murakami, I., and Kitaoka, A.（2008）Functional brain imaging of the 'Rotating Snakes' illusion. Vision Sciences Society Annual Meeting Abstract, *Journal of Vision*, 8（6）, 64a.
Lee, T. S., Mumford, D. B., Romero, R., & Lamme, V. A. F.（1998）The role of the primary visual cortex in higher level vision. *Vision Research*, 38: 2429-2545.
Li, B. W., Peterson, M. R., & Freeman, R. D.（2003）Oblique effect: a neural basis in the visual cortex. *Journal of Neurophysiology*, 90, 204-217.
Marlowe, F., Apicella, C., & Reed, D.（2005）Men's preferences for women's profile waist-to-hip ratioin two societies. *Evolution and Human Behavior*, 26, 458-468.
松井みどり（2002）『アート――"芸術"が終わった後の"アート"』朝日出版社
Michelon, P., Snyder, A. Z., Buckner, R. L., McAvoy, M., & Zacks, J. M.（2003）Neural correlates of incongruous visual information. An event-related fMRI study. *NeuroImage*, 19, 1612-1626.
ミラー，G. F.（長谷川眞理子訳）（2002）『恋人選びの心』Ⅰ，Ⅱ　岩波書店
Nijhawan, R.（1994）Motion extrapolation in catching. *Nature*, 370, 256-257.
Osgood, C. E., Suci, G. J., & Tannenbaum, P. H.（1957）The Measurement of Meaning. University of Illinois Press.

Pissarro, J. (1990) Monet's Cathedral. Pavilion.
Platek, S., & Singh, D. (2010) Optimal waist-to-hip ratios in women activate neural reward centers in men. *PLoS ONE*, 5 (2), e9042.
ラマチャンドラン，V. S. (2005) 前掲
レンチュラー，I. ほか（野口薫・苧阪直行監訳）(2000)『美を脳から考える —— 芸術への生物学的探検』新曜社
ジョン・リウォルド編（池上忠治訳）(1982)『セザンヌの手紙』美術公論社
ザークナー，K (2010)『モネ』タッシェン・ジャパン
Singh, D. (1993) Adaptive significance of waist-to-hip ratio and female physical attractiveness. *Journal of Personality and Social Psychology*, 65, 293-307.
Sasaki, Y., Vanduffel, W., Knutsen, T., Tyler, C., & Tootell, R. (2005) Symmetry activates extrastriate visual cortex in human and nonhuman primates. *Proceedings of the National Academy of Sciences of the United States of America*, 102, 3159-3163.
Singh, D. (1994) Is thin really beautiful and good: Relationship between waist-to-hip ratio (WHR) and female attractiveness. *Personality and Individual Differences*, 16, 123-132.
Sun, P, Gardner, J. L., Costagli, M, Ueno, K, Waggoner, R. A., Tanaka, K., & Cheng, K. (2012) Demonstration of Tuning to Stimulus Orientation in the Human Visual Cortex: A High-Resolution fMRI Study with a Novel Continuous and Periodic Stimulation Paradigm. Cereb Cortex. 2012 Jun 1. [Epub ahead of print]
テイラー，R. P. (2003)「ポロックの抽象画にひそむフラクタル」日経サイエンス，3月号，62-68
Taylor, R., Speher, B., van Donkelaar, P., & Hagerhall, C. M. (2011) Perceptual and physiological responses to Jackson Pollock's fractals. *Frontiers in Human Neuroscience*, 5, 60.
Tyler, C. W. (1998) Painters centre one eye in portraits. *Nature*, 392, 877.
内田園生 (1999)『セザンヌの画』みすず書房
Van Tonder, G. J., Lyons, M. J., & Ejima, Y. (2002) Visual structure of a Japanese Zen garden. *Nature*, 419: 359-360.
Wilson A., & Chatterjee A. (2005) The assessment of preference for balance: introducing a new test. *Empirical Studies of the Arts*, 23, 165-180.
Zaidel, D. W., Aarde, S. M., & Baig, K. (2005) Appearance of symmetry, beauty, and health in human faces. *Brain and Cognition*, 57, 261-263.
Zaidel, D. W., & FitzGerald, P. (1994) Sex of the face in Westem art: Left and right inportraits. *Empirical Studies of the Arts*, 12, 9-18.
ゼキ，セミール (2002) 前掲
Zeki, S. (2009) Splendors and Miseries of the Brain: Love, Creativity, and the Quest for Human Happiness. Wiley-Blackwell.
Zeki, S., & Marini, L. (1998) Three cortical stages of colour processing in the human brain. *Brain*, 121, 1669-1685.
Zeki, S., Hulme, O. J., Roulston, B., Atiyah, M. (2008) The Encoding of temporally irregular and regular visual patterns in the human brain. *PLoS ONE*, 3 (5), e2180.

ちくま新書
981

脳《のう》は美《び》をどう感《かん》じるか
――アートの脳科《のうか》学《がく》

二〇一二年一〇月一〇日　第一刷発行
二〇二一年　四　月一五日　第二刷発行

著　者　川畑秀明（かわばた・ひであき）

発行者　喜入冬子

発行所　株式会社筑摩書房
東京都台東区蔵前二-五-三　郵便番号一一一-八七五五
電話番号〇三-五六八七-二六〇一（代表）

装幀者　間村俊一

印刷・製本　株式会社精興社

ISBN978-4-480-06686-2 C0270

ちくま新書

339
「わかる」とはどういうことか
――認識の脳科学
山鳥重
人はどんなときに「あ、わかった」「わけがわからない」などと感じるのか。そのとき脳では何が起こっているのだろう。認識と思考の仕組みを説き明す刺激的な試み。

377
人はなぜ「美しい」がわかるのか
橋本治
「美しい」とはどういう心の働きなのか？「合理性」や「カッコよさ」とはどう違うのか？ 日本の古典や美術に造詣の深い、活字の鉄人による「美」をめぐる人生論。

381
ヒトはどうして老いるのか
――老化・寿命の科学
田沼靖一
生命にとって「老い」と「死」とは何か。生命科学の成果をもとにその意味を問いながら、人間だけに与えられた長い老いの時間を、豊かに生きるためのヒントを提示する。

707
思考の補助線
茂木健一郎
自然科学の知見と私たちの切実な人生観・価値観との間に補助線を引くと、世界の見え方はどう変わるだろうか。この世の不思議をより深く問い続けるためのヒント。

757
サブリミナル・インパクト
――情動と潜在認知の現代
下條信輔
巷にあふれる過剰な刺激は、私たちの情動を揺さぶり潜在脳に働きかけて、選択や意思決定にまで影を落とす。心の潜在性という沃野から浮かび上がる新たな人間観とは。

879
ヒトの進化 七〇〇万年史
河合信和
画期的な化石の発見が相次ぎ、人類史はいま大幅な書き換えを迫られている。つい一万数千年前まで生きていた謎の小型人類など、最新の発掘成果と学説を解説する。

970
遺伝子の不都合な真実
――すべての能力は遺伝である
安藤寿康
勉強ができるのは生まれつきなのか？ ＩＱ・人格・お金を稼ぐ力まで、「能力」の正体を徹底分析。行動遺伝学の最前線から、遺伝の隠された真実を明かす。